Sneh Kalgotra
Mariya Qadir

Implantes em Ortodontia - Noções básicas

Sneh Kalgotra
Mariya Qadir

Implantes em Ortodontia - Noções básicas

ScienciaScripts

Imprint

Cover image: www.ingimage.com

This book is a translation from the original published under ISBN 978-620-2-09315-6.

Publisher:
Sciencia Scripts
is a trademark of
Dodo Books Indian Ocean Ltd. and OmniScriptum S.R.L publishing group

120 High Road, East Finchley, London, N2 9ED, United Kingdom
Str. Armeneasca 28/1, office 1, Chisinau MD-2012, Republic of Moldova, Europe
Printed at: see last page
ISBN: 978-620-8-13115-9

ÍNDICE DE CONTEÚDOS

Agradecimentos

Ao Todo-Poderoso, porque criou o Homem como a mais bela criatura da Terra e a quem é dado o poder de raciocínio e de discernimento, que o ser humano pode usar para o melhoramento da humanidade e da Terra.

Capítulo 1

INTRODUÇÃO

A terceira lei de Newton afirma que todas as acções têm reacções iguais e opostas. Quando aplicada à ortodontia, isto significa que todos os dentes naturais são susceptíveis de se moverem em resposta à aplicação de força. Consequentemente, quando se tenta efetuar movimentos dentários específicos, os aparelhos devem ser concebidos e ajustados em conformidade. O ortodontista consegue isso através da gestão da "ancoragem", definida como a resistência de um corpo à deslocação.

Através da montagem de grupos de ancoragem, em grande parte por amarração ou ligação de dentes entre si, os movimentos podem ser efectuados em maior número do que os dentes que devem ser movidos.

Daqui resultam várias categorias de sistemas de ancoragem, denominadas estratégias de ancoragem "mínimas", "moderadas" e "máximas", que reflectem o grau de movimento recíproco que é concebido no sistema e aceite.

A ancoragem desempenha um papel importante no sucesso de um tratamento ortodôntico. Os dentes ou grupos de dentes são unidos para contrariar as forças reactivas biomecânicas durante o tratamento ortodôntico. Quando é necessária uma ancoragem máxima durante o tratamento ortodôntico, são frequentemente necessárias ajudas adicionais para suportar os dentes de ancoragem. Em situações em que as ajudas intra-orais podem ser limitadas no seu potencial de ancoragem, as ajudas extra-orais são então escolhidas como uma alternativa para reforçar a ancoragem.

Nos últimos anos, vários clínicos, devido ao potencial de ancoragem limitado e aos problemas de aceitação dos auxiliares de ancoragem intra-orais ou extra-orais, adoptaram várias estratégias para reduzir o movimento dos dentes de ancoragem[2] .

Recentemente, em resultado dos avanços nos materiais biocompatíveis[1] , a investigação conduziu ao desenvolvimento de implantes que foram experimentados com êxito para a substituição de dentes em falta no domínio da prótese dentária, bem como de parafusos ósseos e miniplacas para fixação rígida em cirurgia ortognática. Do mesmo modo, a utilização bem sucedida de implantes também foi desenvolvida e experimentada em ortodontia para efeitos de controlo da ancoragem, satisfazendo assim um requisito fundamental do protocolo de tratamento.

Um implante dentário é um dispositivo de material/materiais biocompatíveis, colocado no interior ou contra o osso mandibular ou maxilar para proporcionar um suporte adicional ou melhorado para uma prótese ou um dente *(Boucher).*

Entretanto, em virtude do sucesso da inclusão de implantes no tratamento ortodôntico, surgiu uma nova classe de estratégia de ancoragem, conhecida como "ancoragem absoluta". A implicação desta modalidade não deve ser subestimada. Se um implante pode fornecer uma ancoragem perfeita, então a previsibilidade do resultado aumenta

dramaticamente. Além disso, a responsabilidade do paciente é eliminada, o cumprimento é eliminado como um fator e o controlo do operador sobre o aparelho é facilitado.

Os implantes podem ser empregues em várias estratégias para a sua utilização como âncoras absolutas. Como acontece com qualquer tecnologia em desenvolvimento, a expansão para novas áreas também surgirá, sem dúvida, mas todas se enquadram numa de duas categorias.

A tecnologia de implantes pode ser utilizada de diversas formas para facilitar o tratamento ortodôntico. No entanto, esta modalidade necessita de planeamento e de uma alteração na sequência do tratamento por parte do ortodontista.

DESENVOLVIMENTO DE IMPLANTES DENTÁRIOS

HISTÓRIA DA IMPLANTOLOGIA

Congdon, em 1915, definiu pela primeira vez a implantação como um termo utilizado para "designar a operação de introdução de uma raiz natural ou artificial num alvéolo artificial cortado no processo alveolar".

Podem ser identificadas seis áreas distintas da implantologia dentária

1. A era antiga (até 1000 d.C.)
2. O período medieval (1000-1799)
3. O período de fundação (1800-1910)
4. A era pré-moderna (1910-1930)
5. O início da era moderna (1935-1978)
6. Implantologia oral contemporânea (1978-presente)

1. **A Era Antiga (até 1000 d.C.)**

Cranin sugere que a mais antiga amostra dentária registada foi inserida na era pré-colombiana, num crânio descoberto em 1931, datado de 600 d.C. Este crânio tinha sido implantado nas cavidades dos incisivos inferiores em falta.

A escavação de crânios de índios sul-americanos pré-incaicos no Equador sugeriu a colocação de incrustações de ouro e a implantação e reimplantação pré-formadas de dentes[3] .

A implantologia oral também pode ser rastreada até ao Médio Oriente, onde, em 1862, foi escavado um crânio datado de 400 d.C. que apresentava dois dentes de marfim esculpidos que serviam de substitutos de dois incisivos.

2. **O período medieval (1000-1799)**

Albucasis, um cirurgião árabe, descreveu procedimentos de transplante. Também fabricou implantes feitos de osso de boi.

No Japão, nos séculos 15th e 16th , foram concebidas próteses dentárias de madeira para funcionar como uma coroa de cavilha.

O transplante de dentes no século 18th foi apoiado por personalidades como Pierre Fauchard e John Hunter.

3. **O período de fundação (1800-1910)**

A implantologia oral endóssea começou verdadeiramente no século XIX, quando Maggilo, em 1809, inseriu um implante de ouro numa cavidade dentária recém-extraída.

Em 1890, uma restauração dentária única, composta por um extenso sistema de coroas de ouro soldadas entre si e unidas a um dispositivo articulado, foi colocada na dentição remanescente como substituto de uma mandíbula ressecada.

Em 1891, Znamenski relatou a implantação de dentes feitos de porcelana, gutapercha e borracha.

Bonwell, em 1895, relatou a implantação de um ou mais tubos de ouro ou irídio como suporte para dentes individuais ou coroas.

Na reunião da Associação Dentária Nacional em 1898, RE Payne deu a primeira clínica sobre implantes[4] .

4. A era pré-moderna (1910-1930)

thDois clínicos inovadores, RE Payne e EJ Greenfeild, dominaram as duas primeiras décadas do século XX no domínio da implantologia oral.

Greenfeild foi o primeiro a documentar cuidadosamente um procedimento de implantação original. Nos seus escritos (1910-1918), enfatizou repetidamente o fenómeno de cicatrização dos tecidos orais. Também vemos as primeiras menções ao conceito de osseointegração. Sugeriu que o paciente fosse dispensado durante 6-8 semanas para permitir que o tecido ósseo "se formasse através da raiz" antes de assentar a coroa ou ponte.

Leger Dorez desenvolveu um implante para substituição de dentes na década de 1920. Em 1937, Adams desenvolveu e patenteou um implante cilíndrico submerso com a forma de um parafuso. Este assemelhava-se muito aos implantes utilizados na prática atual.

5. O alvorecer da era moderna. (1935-1978)

A era moderna da implantologia dentária começou definitivamente no final da década de 1930 com o trabalho de Venable, Strock, Dahl, Gershkoff e Goldberg. Em 1937, Venable desenvolveu o Vitallium, que tornou possível os procedimentos inovadores de implantes e prótese dentária das décadas seguintes.

Implantes endósteos : Fase 1: - Strock desenvolveu implantes dentários endodônticos e verdadeiramente endósteos na década de 1940, com implantes que proporcionavam um serviço satisfatório até 17 anos. Apresentou provas histológicas de uma possível congruência óssea com os implantes após períodos de utilização.

Implantes subperiosteais: desenvolvidos com o relatório de Dahl e a sua subsequente patente em 1941. Atribui-se a Isiah Lew o desenvolvimento de impressões ósseas diretas e o procedimento subperiosteal de duas fases em 1951. A evolução do desenho do implante subperiosteal incluiu os implantes subperiosteais unilaterais de Weinberg, os implantes subperiosteais unilaterais de Leonard Linkow com dedos linguais em 1955 e o implante borboleta de Bodine da década de 1950, que se encontrava sobre o osso.

Implantes endósteos: Fase 2 :- O período dos anos 50 e 60 foi um período de tentativa e erro no desenvolvimento de desenhos de implantes. Foi também um período dominado pelo trabalho de Linkow, que expandiu o implante de parafuso de Lew e os implantes ocos de Muratori com roscas de parafuso ao desenvolver o seu implante Vent. Linkow é provavelmente mais conhecido pelo desenvolvimento do implante de lâmina, um implante que dominou as décadas de 1960, 1970 e início da década de 1980. O seu desenho de ventilação em lâmina, conhecido como lâmina Linkow ou ventilação em lâmina Linkow, foi introduzido em 1967.

Também nesta altura, Per-Invar Branemark estava a desenvolver um extraordinário estudo de implantes na Suécia, Kawahara estava a desenvolver um implante de cerâmica no Japão (década de 1970) e o grupo ITI na Suíça estava a desenvolver o implante Swiss Hollow Basket.

6. Implantologia Oral Contemporânea (1978-presente)

A Implantologia Oral Contemporânea tem origem na conferência de 1978 realizada em Harvard e co-patrocinada pelos Institutos Nacionais de Saúde (NIH). O crescimento da investigação e dos estudos científicos sobre implantes, revistos por pares, conduziu a um interesse crescente na implantologia oral, o que levou os fabricantes de implantes a desenvolverem numerosos sistemas de implantes.

Kirsch desenvolveu o implante IMZ em 1974 e este implante cilíndrico tem sido utilizado clinicamente na Alemanha desde 1978. No início da década de 1970, Kawahara, após estudos experimentais positivos em animais no Japão, desenvolveu um implante cilíndrico cerâmico composto por óxido de alumínio alfa de cristal único. O implante Stryker Driskell foi introduzido em 1985, mas as formas intermédias datam da década de 1970. Os implantes cilíndricos semelhantes ao implante NobelPharma, como o Steri-Oss, Flexiroot, Osseodent e o Scre-Vent/Swede Vent, foram todos introduzidos depois de 1982. O implante Integral, semelhante em forma ao IMZ mas revestido com hidroxilapatite, foi introduzido em 1984.

Capítulo 2

EVOLUÇÃO DOS IMPLANTES PARA ANCORAGEM ORTODÔNTICA

Os implantes utilizados para ancoragem ortodôntica têm sido designados por Dispositivos de Ancoragem Temporária (DAT). A evolução dos DAT baseou-se no desenvolvimento e aperfeiçoamento da ancoragem ortodôntica tradicional, dos implantes dentários e dos métodos de fixação ortognática.

Já em 1945, Gainesforth e Higley mencionaram a utilização de ancoragem suportada por implantes. Utilizaram parafusos de vitallium em seis cães. Estes implantes foram inseridos na área ramal, imediatamente carregados e foram utilizados para provocar a retração dos caninos superiores. Linkow, em 1970, utilizou um implante como substituto de um molar em falta, que foi depois utilizado como dente de ancoragem.

O primeiro relato clínico na literatura sobre a utilização de TASs surgiu em 1983, quando Creekmore e Eklund utilizaram um parafuso ósseo de vitallium para tratar um paciente com uma sobremordida profunda. Eugene Roberts efectuou uma extensa investigação sobre a utilização de implantes retromolares para ancoragem ortodôntica (1990-1994).

Estes implantes osseointegrados utilizados para ancoragem têm, no entanto, desvantagens inerentes, tais como

1. Impossibilidade de colocar estes implantes nas zonas interdentais, devido ao seu volume.
2. A colocação implicava um procedimento em duas fases e, por conseguinte, um longo tempo de espera antes do carregamento

3. Limitações anatómicas, como a erupção de dentes, possíveis danos nos nervos ou alterações da sensibilidade
4. O custo elevado
5. Limitações na direção da aplicação da força
6. Dificuldade nos cuidados de higiene.

Estes factores tornaram imperativo o desenvolvimento de novos implantes que não se osseointegrassem completamente e que fossem adaptados especificamente para uso ortodôntico.

O primeiro destes sistemas introduzido em ortodontia foi o Onplant desenvolvido por Block e Hoffman em 1995, que é um exemplo clássico de um implante subperiosteal constituído por um disco circular de titânio texturado revestido com hidroxiapatite com cerca de 8-10 mm de diâmetro.

Os implantes ósseos são aqueles que são colocados em osso denso, como o zigoma, a zona do corpo e do ramo ou as zonas palatinas médias. O implante Orthosystem desenvolvido por Wehrbein em 1996 foi o primeiro deste género. O implante Orthosystem é um implante de parafuso de titânio com uma superfície jato de areia ou gravada com ácido para tornar a superfície rugosa, de modo a melhorar a integração.

Umemori e Sugawara desenvolveram o sistema Skeletal Anchorage em 1999, que consiste em miniplacas de titânio que são estabilizadas na maxila ou na mandíbula com parafusos.

O sistema suportado por implantes de Graz, introduzido por Karcher e Byloff em 2000, que consistia numa miniplaca de titânio modificada, com uma disposição para quatro mini-implantes e dois cilindros de forma oval, foi utilizado principalmente como suporte para o botão de Nance de um aparelho pendular no palato.

Em 2002, Hugo De Clerck e Geerinckx introduziram o Sistema de Ancoragem Zygoma, que é uma miniplaca de titânio curva com três parafusos para estabilidade. Foi concebido para utilização na área do contraforte zigomaticomaxilar.

Estes implantes ósseos eram eficazes na realização de movimentos dentários complexos, como a intrusão de molares, mas necessitavam de uma cirurgia bastante complexa e as probabilidades de infeção eram maiores.

Os implantes interdentários, que eram implantes endósseos mas de menor diâmetro, que permitiam a colocação em áreas interdentárias, foram desenvolvidos no final da década de 1990. Estes dependem mais da retenção mecânica do que da osseointegração completa.

A variante anterior dos implantes interdentários foi o pilar de titânio com impacto introduzido por Bosquet et al. em 1996.

Ryuzo Kanomi, em 1997, introduziu o Mini-Implant, que é um mini-implante cirúrgico modificado com 1,2 mm de diâmetro e 6-7 mm de comprimento, que tem sido utilizado com sucesso para intrusão e retração anterior e intrusão de molares.

O Sistema de Ancoragem de Aarhus desenvolvido por Costa et al em 1998, que era um mini-implante com uma cabeça semelhante a um suporte que facilitava a inserção de um fio de tamanho normal.

O Micro implant Anchorage é um sistema de implantes personalizado desenvolvido por uma equipa de ortodontistas coreanos (Park et al) em 2001. Os parafusos estão disponíveis em diferentes comprimentos e diâmetros e são feitos de titânio.

Os sistemas interdentários mais recentes como o Spider Screw introduzido por Maino et al em 2003, e o OMAS (Orthodontic Mini Anchor System) introduzido por Lin et al (2003) são idênticos aos micro-implantes.

OSSO EM IMPLANTO-ORTODONTIA

A utilização previsível de um implante como fonte de ancoragem para a movimentação dentária ortodôntica e correcções ortopédicas requer uma compreensão prática dos princípios fundamentais da biologia e biomecânica ósseas.

O osso é um tipo de tecido conjuntivo denso constituído por células numa matriz de substância fundamental intercelular e fibras de colagénio[9] . Antes da mineralização, é conhecido como osso osteoide. A substância fundamental também contém numerosos factores orgânicos, como citocinas e factores de crescimento, que controlam a ativação celular, a maturação da matriz e a mineralização. Durante a mineralização, os pequenos cristais de hidroxiapatite[8] são densamente empacotados numa matriz ordenada de acordo com a orientação das fibras de colagénio.

Classificação:

Macroscopicamente classificados de acordo com a densidade como

H Osso compacto

Π Osso trabecular

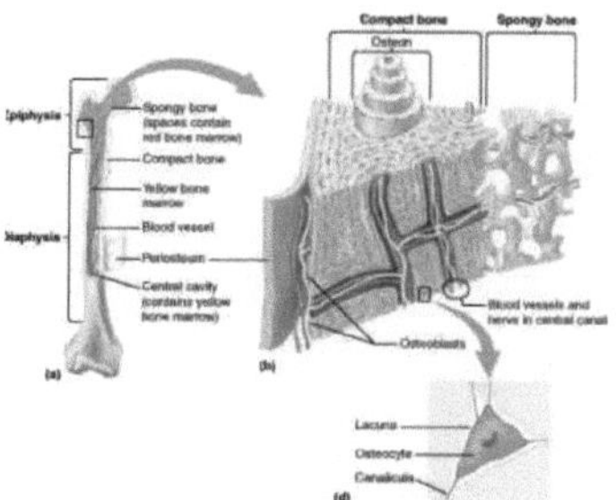

Fig 1: Osso compacto.

Microscopicamente classificado como

tt Osso tecido

H Osso lamelar

И Osso do feixe

Д Osso composto

Três tipos distintos de osso (tecido, lamelar e composto) estão envolvidos na cicatrização pós-operatória e na maturação do tecido ósseo, que basicamente suporta um implante durante o tratamento.

Osso tecido: O osso tecido é um tecido ósseo altamente celular, que se forma rapidamente (30 a 50 mm/dia ou mais) em resposta a crescimento ou lesão, com baixa densidade mineral, elevada orientação aleatória das fibras e fraca resistência à tração. O osso tecido serve como um importante estabilizador no processo de cicatrização inicial do implante endósseo, mas não resiste à carga mastigatória/funcional.

Osso lamelar*:* o osso lamelar é o principal tecido de suporte de carga de um esqueleto adulto. É o componente predominante do osso maduro, compacto e trabecular. Forma-se de forma relativamente lenta (<1mm/dia), tem uma matriz altamente organizada e é densamente mineralizado[10] .

Osso em feixe*:* o osso em feixe é uma caraterística das ligações ligamentares e tendinosas ao longo das superfícies de formação do osso. As estrias estão orientadas através do padrão lamelar subjacente. Estas estrias são a extensão das fibras de Sharpey que são compostas por feixes de colagénio que formam o tecido conjuntivo adjacente que se insere diretamente no osso.

Osso composto: é um osso lamelar depositado numa matriz óssea tecida. Durante o crescimento rápido e a cicatrização de feridas, uma rede óssea tecida altamente porosa cresce e capta os vasos sanguíneos ao longo de uma superfície endosteal ou periosteal. A rede óssea tecida preenche então o espaço paravascular com lamelas de alta qualidade, resultando na formação de osso compósito com resistência adequada para suportar cargas.

A compactação lamelar do osso compósito é um passo importante para conseguir a estabilização de um implante durante o processo de integração rígida[12] .

ADAPTAÇÃO FISIOLÓGICA-

A fisiologia do osso é controlada por uma interação de factores mecânicos e metabólicos. Os principais factores que determinam o potencial do osso para suportar um implante são,

- **Estado metabólico do osso**
- **Carga funcional do local do implante**
- **Trauma cirúrgico durante a colocação do implante**
- **Resposta a citocinas e factores de crescimento locais durante a fase de**

cicatrização

- **Biomecânica durante a fase funcional**

Estado metabólico do osso - O osso é um armazém metabólico primário do elemento essencial cálcio. Cerca de 99% do cálcio é armazenado no osso.

Cálcio - o cálcio é um elemento mineral e é o mineral mais abundante no corpo. Interage com o fósforo para formar o fosfato de cálcio. O cálcio é um elemento iónico com carga positiva e é essencial para a troca de fluidos intra e extracelulares, a coagulação do sangue e a manutenção de um ritmo cardíaco regular. É também importante para o início das funções neuromusculares e metabólicas. Não surpreende, portanto, que a maior parte do cálcio no corpo seja armazenado numa forma muito instável no osso. O restante encontra-se no soro (líquido que permanece após a remoção de todos os sólidos do sangue) e está ionizado e pronto a ser utilizado, ou está ligado a proteínas e não está ionizado.

O metabolismo do cálcio é um dos processos fisiológicos fundamentais para a manutenção da vida. Quando é necessário cálcio substancial para manter o nível crítico de cálcio (9-11mg/dl), o osso é sacrificado. Para proteger o osso, os dentes e as estruturas de suporte, é necessário manter o equilíbrio mineral, ou seja, a homeostase do cálcio, que envolve a interação de factores de controlo endócrinos, biomecânicos e celulares.

Os mediadores biomecânicos do metabolismo do cálcio (hormona paratiroide, estrogénios, vitamina D) controlam de forma proeminente a reabsorção óssea.

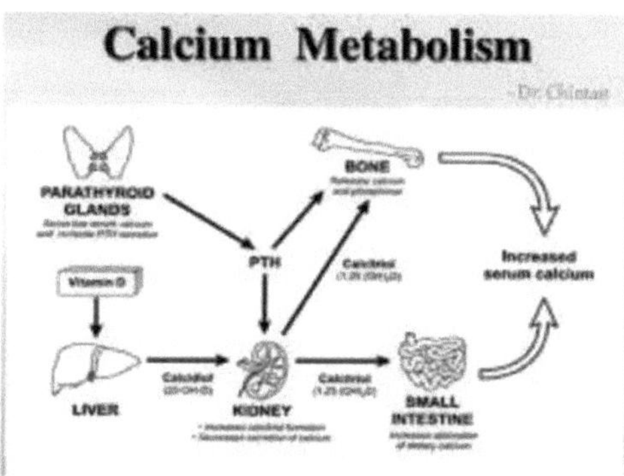

Fig. 2: Metabolismo do cálcio

Homeostase do cálcio - a homeostase do cálcio é um processo pelo qual o equilíbrio mineral é mantido. É apoiada por três mecanismos temporários:

- Fluxo rápido (instantâneo) de cálcio do fluido ósseo, que ocorre em segundos
- Resposta a curto prazo dos osteoclastos e osteoblastos, que se estende de minutos a dias
- Controlo a longo prazo da renovação óssea, que ocorre durante um período de semanas a meses

A regulação instantânea do cálcio é realizada em segundos através da transferência selectiva de iões de cálcio para dentro e para fora do fluido ósseo. O fluido ósseo é separado do fluido extracelular por osteoclastos ou células de revestimento ósseo relativamente finas[15] .

Uma diminuição do nível de cálcio sérico estimula a secreção de PTH (hormona paratiroide), que aumenta o transporte de iões de cálcio do fluido ósseo para os osteócitos e para as células de revestimento ósseo[16] . O metabolito ativo da vitamina D aumenta o bombeamento do ião cálcio do fluido ósseo para o fluido extracelular.

O controlo a curto prazo do nível de cálcio sérico, afecta a taxa de reabsorção e formação óssea em poucos minutos através da ação de hormonas específicas - a hormona paratiroideia (PTH); 1,25- DHCC (di-hidroxicolecalciferol) e Calcitonina.

A hormona paratiroide, juntamente com o 1,25-di-hidroxil colecaliferol, aumenta o recrutamento osteoclástico dos precursores dos promonócitos, aumenta a taxa de reabsorção dos osteoclastos e suprime a taxa de osteoblastos (células formadoras de osso).

Carga funcional: Em circunstâncias fisiológicas, a carga funcional regula principalmente a formação óssea. Normalmente, qualquer tensão e/ou esforço provoca uma resposta osteogénica que é, em grande parte, impulsionada por citocinas locais e factores de crescimento.

A resposta de cicatrização inicial é aparentemente independente do controlo mecânico direto, porque o osso cicatriza de forma óptima na ausência de carga funcional. De facto, a fase de cicatrização sem carga é preferível para a superfície do implante dentário.

A modelação óssea é o principal meio de adaptação do esqueleto à carga funcional e terapêutica. É uma atividade específica da superfície, caracterizada pela aposição ou reabsorção que produz uma alteração líquida no tamanho e/ou na forma do osso. É um processo desacoplado, o que significa que a ativação celular [A] prossegue independentemente da fase de formação [F] ou reabsorção [R]. A modelação é um mecanismo fundamental de crescimento, atrofia e reorientação.

A remodelação óssea é definida como a renovação ou reconstrução interna de um osso previamente existente.

Trata-se de um fenómeno associado ao nível dos tecidos. A ativação [A] das células precursoras do osso resulta nas seguintes sequências:

Reabsorção ativa [R]

Quiescência ou reversão [Q]

Formação [F]

A duração do ciclo de remodelação A^ Q [R] F é de cerca de 17 semanas nos seres humanos.

Ciclo de remodelação do osso cortical

Ativação [A] <1 semana

Reabsorção [R] 2 semanas

Quiescente [Q] 1,5 semanas

Formação [F] 13 semanas

A remodelação inclui todas as alterações localizadas em cada um dos ossos das trabéculas.

Osso cortical - é um tecido esquelético denso que é composto por osso lamelar e composto, ou seja, mandíbula, sendo assim mais rígido e com maior resistência.

O crescimento lento da superfície periosteal [modelação anabólica da fração estrutural] resulta numa camada de lamelas circunferenciais que circunda parcial ou totalmente o osso. Um crescimento mais rápido, de 5 a 10pm / dia, resulta na captura de vasos sanguíneos periosteais por uma rede de osso tecido. A formação subsequente de osso lamelar concêntrico ao vaso capturado, produz um conjunto de osteões primários regulares. A produção deste tipo de osso compósito é designada por osso esponjoso fino. Uma aposição periosteal muito rápida resulta numa compacta primária cada vez mais irregular. Os vasos sanguíneos são afastados da superfície periosteal pela rápida taxa de aposição, resultando em osteon primário, com padrão de turbilhonamento. Esta compacta primária é um exemplo de compactação esponjosa. Este osteão primário irregular é caraterístico da cicatrização inicial após a implantação no osso. Os pré-osteoclastos em circulação atravessam a parede do vaso sanguíneo, entram no tecido conjuntivo e formam osteoclastos. Embora os osteoclastos sejam recrutados para a superfície óssea através da medula óssea e da circulação, os osteoblastos são formados no interior do tecido a partir do tecido paravascular.

A remodelação [turnover] do osso compacto resulta na formação de osteões secundários, que são estruturas de lamelas concêntricas com uma margem periférica recortada. Estas margens são designadas por linhas de cimentação, porque uma fina camada de substância cimentante rica em polissacáridos é evidente entre o osso antigo e o novo. Quando o osso se remodela adjacente a um implante, a substância cimentante proporciona uma adesão mecânica na interface. O osso pode formar-se e reabsorver-se em qualquer superfície endosteal ou periosteal, uma vez que o tecido ósseo é incapaz de crescer intersticialmente devido à sua estrutura mineralizada rígida. A renovação do osso compacto requer um acesso interno através de osteoclastos tunelizadores. Os cones de corte e de enchimento do osteão secundário em evolução constituem o mecanismo de remodelação do osso cortical. A sequência acoplada A-R[Q]-F de remodelação começa com uma fase de ativação A que se prolonga por horas a dias, quando os osteoclastos formam uma cabeça de corte. O cone de corte, ou seja, a remodelação do osso cortical, progride através da compactação a uma velocidade de cerca de 30 minutos por dia. Durante a fase de reabsorção R, o cone de corte abre uma cavidade de cerca de 120 a 180 cm de diâmetro. Quando a cavidade de reabsorção está completa, há uma fase quiescente [Q] variável, ou seja, 1 a 2 semanas em humanos. Esta fase ocorre entre a paragem da reabsorção osteoclástica e o início da formação osteoblástica. Durante este período, observam-se ocasionalmente células mononucleares [macrófagos] ao longo da superfície de reabsorção. Podem estar a terminar o processo de reabsorção e/ou a preparar a superfície para a formação óssea subsequente. A fase de formação óssea [F] da remodelação é a principal variável entre as espécies.

Para os seres humanos é de 13 semanas, para os cães é de 10 semanas e para os coelhos é de 4,5 semanas.

Assim, a duração média do ciclo de remodelação A-R [Q]-F aumenta proporcionalmente ao tamanho do animal. Por exemplo, utilizando o coelho [X] como base, o fator para um acontecimento fisiológico semelhante em cães e humanos é 2x e 3x, respetivamente.

Osso trabecular - osso esponjoso, esponjoso e trabecular são termos sinónimos para tecido ósseo de baixa densidade. O osso trabecular maduro é composto por osso lamelar. Trata-se de um tecido esquelético de massa relativamente baixa, orientado seletivamente e particularmente eficiente na resistência à compressão. Os corpos vertebrais e o maxilar são bons exemplos de osso com carga compressiva.

O osso trabecular remodela-se de acordo com a sequência A-R [Q]-F acoplada através de um mecanismo de cone de enchimento hemicutting que é idêntico ao do osso cortical, exceto que não tem vascularização interna e tem de depender do fornecimento de sangue da medula adjacente.

A taxa de aposição da remodelação do osso trabecular é notavelmente constante, cerca de 0,6pm/dia do que a do osso lamelar, que é de 1,0pm/dia. O osso trabecular reorienta-se segundo as linhas de tensão [lei de Wolff] para fornecer uma resistência máxima com uma massa mínima. A remodelação do osso trabecular continua a um ritmo rápido ao longo da vida, ou seja, 20% a 30% por ano, proporcionando um fluxo/canal constante de cálcio para fins metabólicos.

INTERFACE OSSO-IMPLANTE

Implantes endósseos:

A modelação na superfície óssea é a primeira reação de cicatrização óssea, após a implantação de um dispositivo biocompatível no osso cortical. À semelhança da consolidação de fracturas, forma-se uma ponte de calo nas superfícies periosteal e endosteal. Em determinadas condições [trauma mínimo e compromisso vascular], o calo origina-se a poucos milímetros da margem do local de implantação. No ser humano, a rede de osso tecido atinge as superfícies do implante em cerca de 6 semanas, ou seja, a formação do calo primário, enquanto o processo de maturação dependente da remodelação requer provavelmente 3 vezes mais tempo, ou seja, até 18 semanas. Quando o periósteo é removido, o calo deve ter origem no tecido osteogénico não traumatizado mais próximo. Uma vez que as reacções de cicatrização são auto-limitadas, uma perda extensa da camada osteogénica [interna] pode produzir uma ponte periosteal. Uma reação osteogénica comprometida, associada a um defeito na margem periosteal do osso, pode favorecer a invasão do tecido conjuntivo fibroso. A remoção extensiva do periósteo inibe substancialmente a reação de cicatrização inicial. Por conseguinte, o cirurgião deve minimizar o trauma periosteal, de acordo com um acesso adequado e uma gestão apropriada dos tecidos. O calo inicial junto ao implante é principalmente impulsionado por citocinas e factores de crescimento locais. A remodelação do calo começa no período de cicatrização. De acordo com o princípio da força adequada com massa mínima, o calo reduz de tamanho e reorienta-se à medida que a maturação interna e a força são atingidas.

A remodelação da interface é essencial para estabelecer uma interface viável entre o implante e o osso original. Cerca de alguns milímetros de osso compacto adjacente à ferida óssea morrem no pós-operatório, apesar da técnica cirúrgica optimizada, devido à inflamação e à circulação colateral relativamente fraca no interior do osso cortical. No entanto, este osso actua como um importante suporte estrutural durante a fase inicial de cicatrização. É depois substituído por osso vital através da remodelação para reforçar a interface e fornecer tecido adaptável para manutenção a longo prazo por cones de corte/preenchimento que emergem da superfície endosteal orientados perpendicularmente ao eixo longo do osso. A maturação da interface e do osso de suporte ocorre em cerca de 12 meses e a manutenção a longo prazo da fixação óssea rígida envolve a remodelação contínua da interface e do osso de suporte. O osso cortical à volta do implante continua a remodelar, melhorando a retenção dos implantes integrados.

Geralmente, os mini-implantes não estão completamente osseointegrados. A união entre o osso e a superfície do implante deve-se à camada de óxido que se forma à volta do implante de titânio, aumentando assim a retenção do implante não osteointegrado. Estes implantes são geralmente de natureza porosa.

Capítulo 3

CONSIDERAÇÃO BIOMECÂNICA

Revisão dos conceitos biomecânicos - Os conceitos biomecânicos subjacentes à ortodontia convencional também se aplicam aos implantes osseointegrados. Geralmente, nos implantes ortodônticos, as forças são perpendiculares ao longo eixo do dente. A sinopse seguinte dos princípios da mecânica é fundamental para compreender a carga ortodôntica a que os implantes estão sujeitos.

Massa versus força - a força pode ser considerada como um movimento de empurrar ou puxar. As unidades de força são a libra [lb] e o Newton [N]. A equação operativa tem a forma W= mg, em que W é o peso em Newtons, m é a massa em quilogramas e g é a aceleração da gravidade em m/s^2

Diz-se também que a força é uma grandeza vetorial com magnitude e direção. Assim, duas forças podem ser iguais em intensidade mas desiguais em direção.

Momento - em ortodontia, é essencial reconhecer que a força exercida sobre um corpo, como um dente ou implante, pode produzir um momento em torno de um ponto. Um momento é uma quantidade vetorial que tende a produzir a rotação de um corpo em torno de um eixo. Por exemplo, uma chave de fendas aplica um momento à cabeça de um parafuso que tende a rodar o parafuso em torno do seu eixo central. Da mesma forma, uma chave dinamométrica para aliviar o parafuso do pilar de um implante aplica uma força através de um braço de alavanca, criando um momento (torção) na cabeça do parafuso; isto tende a rodar o parafuso em torno do seu eixo longo à medida que avança. Um conceito relacionado com o momento é a ideia de um par ou momento de um par. Um par pode ser representado como um par de forças paralelas iguais não colineares de sentido oposto que actuam sobre um corpo mas que estão separadas por uma distância perpendicular. O aspeto único de um par é que tem uma força resultante nula, mas produz um efeito no corpo - a ação de torção devida ao momento no corpo.

Em ortodontia, é por vezes aplicada uma força a um dente para o fazer inclinar (ou rodar) em torno de um eixo. Em uma situação bidimensional simplificada, uma força horizontal F, atua no braquete ortodôntico e tende a inclinar o dente em torno do seu centro de resistência ou centro de rotação [CR]. Aqui, a tendência de inclinação ou rotação é expressa por um momento. A magnitude do momento é calculada da seguinte forma: a magnitude do momento [MCR] da força F sobre o ponto CR é Fd, onde d é a distância perpendicular entre a linha de ação de F e o ponto CR. Do que precede resulta que as dimensões de um momento são força vezes distância. As unidades comuns para um momento na literatura ortodôntica incluem Nm, Ncm, Nmm, oz.in e in lb, dependendo do sistema de unidades [métrico ou inglês] e da convenção. Para ajudar a determinar a direção do vetor momento, pode-se definir o eixo em torno do qual a inclinação ocorre como uma linha perpendicular à página através do ponto CR, tendo uma direção apontando para dentro da página ao longo do eixo de rotação, com uma magnitude Fd.

Em geral, o momento produzido por uma força ortodôntica sobre um ponto CR num dente ou implante será um vetor de momento tridimensional com três componentes não nulas. Tipicamente, um momento ortodôntico sobre um dente ou implante tenderá a produzir inclinação ou rotação em torno de três eixos mutuamente perpendiculares. Por exemplo, se definirmos um sistema de coordenadas cartesianas com os eixos x, y e z ao longo das direcções mesiodistal, vestibulolingual e oclusoapical na boca, um vetor de momento tridimensional poderia ter componentes diferentes de zero em cada um desses eixos.

Sistema força-momento equivalente, ou força e momento resultantes num ponto:

Outro conceito clinicamente relevante que envolve forças e momentos é a ideia de um sistema força-momento equivalente, ou força e momento resultantes num ponto. Este conceito é bem conhecido na mecânica básica, embora com uma terminologia ligeiramente diferente. O seu significado é que é possível reduzir um sistema complicado de forças e momentos que actuam em vários pontos de um corpo a um sistema de força-momento estatisticamente equivalente mais simples que actua num único ponto.

Considere a força aplicada F atuando sobre um dente no braquete ortodôntico. No ponto CR, o sistema força-momento equivalente [ou força resultante e momento no ponto CR] consiste em duas quantidades; 1) o vetor força F e 2) o vetor momento que Fd (no braquete) produz sobre o ponto CR. Uma força ortodôntica F, no braquete, tende a inclinar um dente em torno do seu centro de rotação. Assim, para o movimento corporal, pode-se aplicar uma força próxima ao CR. Não se pode aplicar uma força ortodôntica F no CR para transladar o dente, pois esse ponto é fisicamente inacessível no interior da raiz. Se o momento de acoplamento for aplicado no braquete, que é igual e oposto ao momento Fd, então a força e o momento resultantes no CR consistem em

F mais um momento líquido de zero, permitindo criar uma translação pura.

Equilíbrio estático - durante o tratamento ortodôntico com implantes, é importante manter um sistema equivalente de força-momento. Também ajuda a clarificar o significado de equilíbrio estático de um corpo rígido. O equilíbrio estático de um corpo rígido significa que a soma de todas as forças é igual a zero e a soma de todos os momentos sobre qualquer ponto tem de ser zero:

A análise anterior revela que os níveis típicos de forças e momentos sobre os implantes, em todos os casos clínicos ortodônticos aqui examinados, são mínimos quando comparados com os níveis durante a mastigação. Por exemplo, de acordo com a análise - que é baseada em forças de mola e dados dimensionais dos casos - as forças sobre os implantes na terapia ortodôntica excedem alguns Newtons. Por outro lado, as medições in vivo das forças de mordida durante a mastigação mostram componentes verticais tão grandes como 800 Newtons. Além disso, os modelos teóricos de carga dos implantes, bem como as medições diretas in vivo das forças sobre os implantes, indicam que as forças sobre os implantes podem igualar ou exceder a força de mordida, dependendo das condições geométricas exactas do desenho protético. Do mesmo modo, a mesma investigação mostra que os momentos nos implantes podem ser da ordem dos 10 a 40 Ncm.

Análise biomecânica de casos clínicos:

O objetivo de acompanhar a análise biomecânica é revelar as magnitudes e a direção das forças e dos momentos dos implantes. Por exemplo, os implantes na área retromolar são utilizados como ancoragem para retrair os incisivos inferiores, fechando assim o espaço dos pré-molares congenitamente ausentes. No caso seguinte, as molas helicoidais abertas empurraram os primeiros molares mesialmente (protracção).

Cada mola foi ancorada a um fio rígido [BC] ligado ao suporte [C] na face vestibular do implante osseointegrado na região distal. Cada mola exercerá uma força de 3,3 a 4,2 N, com a linha de ação da força ao longo da linha AB. O implante e o fio rígido BC são tratados como um único corpo rígido. Este corpo está sujeito a um sistema equivalente constituído por uma força e um momento, sendo o momento calculado no ponto D no topo do implante.

Assim, o conceito de carga líquida de um sistema de momento de força equivalente está no centro superior do implante.

REVISÃO DA LITERATURA

Gainsforth BL, Higley LB (1945) realizaram um estudo para verificar a possibilidade de ancoragem ortodôntica no osso basal. Seis cães, mestiços selecionados do stock dos laboratórios médicos da Universidade de Iowa, foram utilizados na experimentação animal que foi feita em ligação com o seu estudo. Em cada um dos seis cães foi colocado um parafuso de vitallium na borda anterior do ramo da mandíbula, um lado em cada cão. A tração foi aplicada ao parafuso por meio de um elástico ortodôntico ligado ao aparelho maxilar. Todos os parafusos saíram em dezasseis a trinta e um dias.

Em dois cães, foram colocados parafusos de vitallium nos ramos, apenas de um lado e sem tração. Cada parafuso saiu no vigésimo primeiro dia. Em dois cães, foram colocados anéis de arame recozido de aço inoxidável sobre a porção anterior do ramo, num dos lados de cada cão. A tração foi aplicada a estes anéis por meio de elásticos ligados a aparelhos maxilares. Um anel saiu em catorze dias. O outro estava solto quando o animal foi sacrificado após vinte e quatro dias. O tecido foi retirado para estudo microscópico. O exame dos ossos dos animais sacrificados mostrou um amplo processo destrutivo após a implantação dos parafusos ou dos anéis nos ramos. Acreditava-se que o afrouxamento imediato de todos os parafusos e anéis colocados nas mandíbulas nesta experiência se devia em grande parte à comunicação com a cavidade oral e ao consequente contacto com os fluidos e microrganismos dessa região. Concluíram que a movimentação dentária foi conseguida com a utilização de ancoragem óssea basal, mas que não foi possível manter uma força efectiva durante mais de trinta e um dias em qualquer dos casos, e pretendem que sejam realizadas novas experiências em que seja implantado um parafuso de diâmetro consideravelmente menor, deixando apenas uma quantidade que se projecte para além da superfície do osso para posterior fixação de ancoragem.

Sherman AJ (1978) investigou uma série limitada de implantes de carbono vítreo em cães, utilizando uma técnica ortodôntica padrão com uma força de 175 gm e tetraciclina para marcar o novo osso formado. Foram tirados modelos de estudo e radiografias periapicais dos dentes mandibulares dos cães. Os implantes foram inseridos nos locais de extração dos terceiros pré-molares inferiores após a sua remoção. O aparelho ortodôntico consistia num fio de aço inoxidável de 0,040 polegadas soldado a coroas de ouro fundido nos quartos pré-molares mandibulares e a coroas de ouro fundido ou a bandas ortodônticas de aço inoxidável nos caninos mandibulares. Os quartos pré-molares e caninos forneceram a ancoragem para resistir à força ortodôntica. O fio de 0,040 polegadas passado através de tubos de 0,040 polegadas foi soldado às superestruturas dos implantes, um comprimento medido de mola de bobina aberta foi colocado no fio para empurrar o implante na direção distal com uma força de 175 gm. Os animais foram injectados com 250 mg de oxitetraciclina 10 dias antes da ativação dos aparelhos, no dia da ativação e semanalmente durante 7 semanas até os cães serem mortos. As secções histológicas dos dois implantes firmes e bem sucedidos revelaram que, em algumas áreas, o osso estava separado do implante por tecido conjuntivo jovem e um bom padrão de osso trabecular. A partir deste estudo, parece que as técnicas ortodônticas não podem ser usadas para mover um implante de carbono vítreo, o que sugere uma excelente cicatrização óssea em torno do implante.

Creekmore TD, Eklund MK (1983)[1] descreveram a possibilidade de ancoragem esquelética. Em julho de 1980, inseriram um parafuso cirúrgico de vitallium logo abaixo da espinha nasal anterior numa paciente de 25 anos com uma relação molar de classe I e uma sobremordida muito profunda.

Dez dias após a colocação do parafuso, foi atado um fio elástico leve desde a cabeça do parafuso até ao fio da arcada. O fio elástico foi renovado durante todo o tratamento, de modo a manter uma força contínua 24 horas por dia, até o parafuso ser removido um ano depois, a 31 de julho de 1981. Durante este período, os incisivos centrais superiores foram elevados cerca de 6 mm e torcidos cerca de 25 graus para a lingual.

O parafuso ósseo não se moveu durante o tratamento e não estava móvel na altura em que foi removido.

Concluíram que o objetivo da apresentação deste conceito não era o de encorajar os ortodontistas praticantes a utilizar este procedimento. Sem uma fundamentação biológica adequada e sem uma compreensão adequada da fiabilidade, estabilidade, rejeição, infeção ou outra patologia, naquela altura era pré-maduro para o procedimento ser usado clinicamente. A sua apresentação tinha como objetivo colocar a questão "Poderá a ancoragem esquelética ser aplicada ao movimento dentário ortodôntico e ao movimento ortopédico dos maxilares". Estimular uma investigação aprofundada adequada na esperança de que a ancoragem esquelética pudesse ser validada como um procedimento clínico seguro e eficaz em ortodontia e determinar se um implante metálico poderia suportar uma força constante durante um longo período de tempo de magnitude adequada para deprimir toda uma dentição maxilar anterior sem ficar solto, infetado, doloroso ou patológico.

Roberts WE, Smith RK, Zilberman Y, Mozary PG, Smith RS (1984)[3] estudaram o potencial de ancoragem de parafusos de titânio relativamente pequenos. "Os implantes de titânio foram aparafusados em orifícios com 3 mm de diâmetro e 1 cm de distância nos fémures de coelhos com 3 a 6 meses de idade. Durante os primeiros

3 dias após a cirurgia, as etiquetas ósseas fluorescentes revelaram uma extensa formação óssea, particularmente na margem endosteal do defeito cirúrgico, indicando a preservação de um elevado grau de capacidade osteogénica. Uma rede de osso grosseiro e tecido encapsulou o implante no espaço de 3 dias. Ao fim de 6 semanas, o osso maduro e lamelar preencheu os espaços vazios na superfície do implante ou perto dela. Após 6 a 12 semanas de cicatrização, foi aplicada uma carga de 100 gm durante 4 a 8 semanas, esticando uma mola de aço inoxidável entre os implantes. A maioria dos implantes permaneceu rígida. Os implantes que foram imediatamente carregados resultaram em fracturas espontâneas do fémur do tipo espiral "torsional" no espaço de uma semana. A resposta generalizada não específica de hipertrofia subperiosteal foi observada apenas em animais mais jovens, nos quais o periósteo foi traumatizado cirurgicamente. Este estudo identificou sete factores principais que contribuem para a fixação óssea do implante: (1) manutenção de margens ósseas vitais à volta do defeito cirúrgico preparado para receber o implante, (2) preservação da capacidade osteogénica subperiosteal (3) estabilização firme do implante no interior do osso (4) adaptação estreita da margem óssea periosteal do implante (5) evitar a exposição à radiação (6) ausência de carga imediata (7) período de cicatrização adequado, sem carga, para permitir a adesão direta de osso maduro suficiente ao implante.

Odman J, Lekholm U, Jem T, Branemark P, Thilander B (1988)[27] apresentou relatos de casos em que o método de osseointegração foi utilizado para além do habitual trabalho com pontes dentárias fixas. O método de osseointegração foi um complemento valioso em algumas situações ortodônticas, como em relação à aplasia, trauma e quando há necessidade de ancoragem ortodôntica. A utilização da técnica de fixação Osseointegrada em crianças permitiu que os segmentos alveolares vizinhos se desenvolvessem livremente e mantivessem a função oral. No primeiro caso, foi utilizada uma restauração de coroa única baseada numa fixação osseointegrada para substituir os incisivos centrais direitos perdidos. O segundo caso apresentava incisivos laterais superiores ausentes e diastemas medianos. Depois de fechar ortodonticamente o espaço, foram instalados dois acessórios no espaço para os laterais. O terceiro caso, com aplasia múltipla, foi tratado com tratamento ortodôntico pré-protético convencional, seguido da colocação de aparelhos sobre os quais foram colocadas coroas. No quarto caso, com canino impactado, foram colocadas estruturas na região bicúspide. Foi realizada a extrusão do canino, utilizando como ancoragem o aparelho osseointegrado. O quinto caso apresentava migração patológica do dente, foi submetido a alinhamento ortodôntico seguido de reabilitação protética. O último caso, com apinhamento dos incisivos inferiores e parcialmente edêntulo, foi submetido a duas fixações instaladas em cada lado dos maxilares inferiores e, posteriormente, a construções protéticas.

Shapiro PA, Kokich VG (1988)[32] discutiram a utilização de implantes endósseos para facilitar a terapia ortodôntica. Apresentaram a história dos implantes na ortodontia, descreveram os usos e as potenciais aplicações futuras dos implantes como âncoras para facilitar o movimento ortodôntico e ortopédico. Embora tenham referido que os implantes não têm sido utilizados em crianças para fins ortodônticos e ortopédicos, concluíram dizendo que não existem problemas tecnológicos insolúveis

Turley PK, Kean C, Schur J, Stefanac J, Gray J, Hennes J, Poon LC (1988)[28] realizaram este estudo piloto para investigar a utilização de implantes endósseos de titânio como âncoras ortodônticas e ortopédicas, utilizando técnicas radiográficas, histológicas e de marcação de osso vital. Foram colocados implantes endósseos de dois tamanhos em cinco locais - rebordo alveolar mandibular na área do terceiro e quarto pré-molares, placa cortical lingual, rebordo alveolar palatino, contraforte temporal e zigoma, em seis cães adultos jovens de raça mestiça. Após um período de cicatrização de aproximadamente 20 semanas, foi aplicada força ortodôntica usando um fio de arco segmentar de 0,016 x 0,022" com um laço de fecho helicoidal ou uma mola helicoidal aberta entre o implante e o segundo pré-molar. Os resultados mostraram que todos os oito implantes endósseos que foram carregados com forças ortodônticas ou ortopédicas permaneceram estáveis durante o período de ativação da força, indicando o seu potencial como unidades de ancoragem. O movimento ortodôntico do dente variou entre 0,6 mm e 4 mm e a mobilidade do implante variou entre 0 e 1. Os grandes implantes endósseos de titânio de duas fases apresentaram um sucesso de 100%, em comparação com 47% para os implantes mais pequenos de uma fase. Os implantes endósseos de titânio mais pequenos de uma fase apresentaram uma menor incidência de sucesso quando colocados numa área de carga oclusal precoce ou em tecido não queratinizado.

Roberts EW, Helm FR, Marshall KJ, Gongloff RK (1989)[11] principal objetivo desta investigação foi o desenvolvimento de um método rigoroso de análise histológica para avaliação do contacto ósseo direto na interface de um implante osseointegrado. Duas séries de experiências testaram três tipos de implantes.

1) Um implante feito à medida com uma superfície gravada com ácido
2) Dispositivo protésico em titânio com um poste cervical, roscas assimétricas
3) Um implante disponível no mercado (Biotes)

A microscopia de luz polarizada foi comparada com a micro radiografia para determinar a interface mineralizada em secções transversais de 100 um.

Concluíram que ocorreu uma integração bem sucedida em 94% dos implantes endósseos de titânio, todos os implantes rígidos carregados com 3 N de força contínua permaneceram estacionários, a microradiografia foi superior à microscopia de luz polarizada para detetar a interface mineralizada, menos de 10% da porção endóssea dos implantes de titânio com roscas assimétricas esteve em contacto direto com o osso, a ancoragem ortodôntica com implantes endósseos rígidos requer um contacto ósseo direto mínimo (< 10%) de contacto ósseo direto na interface e a osseointegração ocorreu apesar do impacto cirúrgico ocasional no ligamento periodontal e nas raízes dos dentes adjacentes.

Roberts WE, Marshall KJ e Mozsary PG (1990) relataram a utilização de um implante endósseo de duas fases, colocado na área retromolar da mandíbula, num homem caucasiano de 34 anos de idade, para utilizar como ancoragem rígida para traduzir dois molares 10-12 milímetros mesialmente num rebordo edêntulo atrófico.

Apesar da necessidade substancial de ancoragem durante um período de três anos, o implante endósseo permaneceu rígido ("Osseointegrado"). No final do tratamento, o implante e o osso adjacente, marcado por via intravital, foram recuperados. As análises microradiográficas e de luz polarizada revelaram que cerca de 80% da porção endóssea do implante estava em contacto direto com osso lamelar maduro. Os rótulos ósseos demonstraram uma taxa de remodelação notavelmente elevada (cerca de 30 por cento / ano) para o osso cortical num raio de 0,5 milímetros da interface - a remodelação contínua pode ser o mecanismo a longo prazo através do qual os implantes carregados resistem à fadiga óssea e mantêm a "osteointegração".
O implante não se move em relação ao osso adjacente e parece manter a sua fixação rígida indefinidamente através da remodelação contínua do osso na interface. A utilização clínica de implantes ortodônticos, colocados fora das arcadas dentárias, requer uma atenção cuidadosa à gestão dos tecidos moles.

Higuchi KW, Slack JM (1991), utilizando o método de osseointegração, foi realizado um estudo prospetivo envolvendo sete pacientes adultos para avaliar a eficácia da utilização de implantes de titânio osseointegrados como unidades de ancoragem numa série de pacientes adultos para conseguir o movimento dentário ortodôntico. Em particular, foi planeado avaliar as forças de protracção e retração de diferentes magnitudes sobre os implantes de titânio osseointegrados. Concluíram que todas as unidades de pilar de implante permaneceram estáveis durante todo o tratamento, sem mobilidade observada com forças ortodônticas variando de 150-400 g. Parece que a ancoragem fixa intraoralmente é possível utilizando o processo de osseointegração.

Albrektsson T, Zarb GA (1993) estudaram e resumiram a opinião sobre a resposta osseointegrada de uma perspetiva clínica. Recuperaram implantes clínicos da Nobel Pharma e investigaram utilizando um microscópio ótico; os resultados indicam a presença de um contacto direto entre o osso e o implante. A nível cortical, o contacto osso-implante de titânio era de cerca de 80%, desde que os implantes recuperados estivessem estáveis no momento da remoção, mas independentemente do tempo de seguimento no intervalo de 1-16 anos. Os autores sugeriram um novo modo de relatório clínico, incluindo uma tabela de quatro campos, em que cada implante deveria ser avaliado como sucesso, sobrevivência, não contabilizado ou fracasso. Aplicado corretamente, acreditava-se que este novo tipo de avaliação permitiria um melhor diagnóstico do resultado dos implantes orais.

Odman J, Lekholm U, Jemt T, Thilander B (1994) realizaram um estudo para avaliar a estabilidade dos acessórios, quando sujeitos a diferentes tipos de movimentos dentários ortodônticos, concebidos para corrigir uma variedade de más oclusões e também para avaliar o efeito a longo prazo do tratamento ortodôntico, incluindo o período de retenção na área do acessório. Concluíram que os implantes de titânio osseointegrados (fixações) permanecem estáveis quando carregados ortodonticamente e podem, assim, servir como unidades de ancoragem para o movimento dentário, bem como pontos de referência para medições. A carga ortodôntica dos acessórios não aumenta a perda óssea marginal.

Block MS, Hoffman DR (1995) realizaram um estudo num cão para demonstrar o movimento dentário unilateral em direção ao "On plant" e um estudo num macaco imitando a sua utilização para ancorar os molares para retração anterior. Os autores conceberam um novo dispositivo de ancoragem para o movimento dentário ortodôntico, que era disco, texturado e revestido a hidroxiapatite de um lado, com uma rosca interna do outro lado. Foi colocado no osso palatino e, após integração, foi ligado aos dentes para ancoragem. Concluíram que o implante estava suficientemente ancorado ao osso subjacente para suportar 11 onças de força contínua. Estava suficientemente ancorado pela interface biointegrada HA-osso para resistir até 160 libras de força de cisalhamento. O onplant pode fornecer uma ancoragem absoluta para mover um dente e pode fornecer uma ancoragem suficiente aos molares para evitar a migração anterior em caso de ancoragem máxima e afirmaram que o onplant pode ter o potencial de substituir largamente o aparelho extrabucal e fornecer aos ortodontistas um controlo completo da ancoragem, em vez de dependerem da colaboração do paciente.

Glatzmaier J, Wehrbein H, Diedrich P (1996) efectuaram um estudo sobre um novo sistema de ancoragem de implantes ortodônticos, composto por um implante produzido em poliactido biodegradável com uma superestrutura metálica, BIOS (Bioresorbable implant anchor for orthodontics system), para comprovar as propriedades biomecânicas dos implantes BIOS. Os resultados mostram que, nos implantes BIOS recentemente desenvolvidos, o elemento limitador na interceção de forças reactivas é invariavelmente a ligação entre a rosca interna do implante reabsorvível e o pilar metálico. A capacidade de carga do implante BIOS foi considerada adequada para a aplicação clínica em ortodontia, uma vez que na movimentação dentária ortodôntica não são necessárias forças desta dimensão.

Goodaere CJ, Browns DT, Roberts WE, Jeiroudi MT (1997) estudaram os factores que afectam o desenho das próteses necessárias para o movimento ortodôntico. A utilização de implantes para ancoragem ortodôntica pode produzir uma posição dentária pré-protética superior. A sua utilização requer, muitas vezes, o fabrico de uma coroa ou prótese para servir de ligação entre os dispositivos ortodônticos e o implante. De acordo com Charles J. Goodaerc et al, o desenho destas próteses deve ser determinado pela avaliação da função, estética, durabilidade, acesso, facilidade de limpeza, seleção de materiais, tempo e custo. Os materiais utilizados para as próteses incluem a resina, o metal e a cerâmica. Os implantes ortodônticos têm vantagens protéticas em situações como a falta de dentes posteriores, em que os implantes podem ser utilizados como ancoragem para a retração dos anteriores e, mais tarde, podem ser utilizados para o tratamento protético definitivo ou em casos em que faltam dentes posteriores e o movimento pretendido exige que os dentes sejam movidos apenas numa direção. Também podem ser utilizados para restabelecer posições anteroposteriores e mediolaterais corretas para pilares de molares mal posicionados ou para intrusão em dentes extruídos.

Konomi R (1997) apresentou um caso em que utilizou mini-implantes para ancoragem ortodôntica. O mini-implante tinha apenas 1,2 mm de diâmetro e 6 mm de comprimento, suficientemente pequeno para ser colocado em qualquer área do osso alveolar, mesmo no osso apical. O procedimento cirúrgico para colocar o mini-implante era suficientemente fácil para ser efectuado pelo dentista e suficientemente pequeno para permitir uma cicatrização rápida. O implante era facilmente removível após tração ortodôntica. Kanomi utilizou o mini-implante para intruir os incisivos mandibulares num doente do sexo masculino, de 44 anos de idade, com mandíbula. Os incisivos mordiam a papila incisal do maxilar causando dor. Após 4 meses de tratamento, os incisivos mandibulares foram intruídos em 6 mm sem evidência de reabsorção radicular e patologia periodontal. Kanomi afirmou que o mini-implante também pode ser utilizado para tração horizontal, intrusão de molares e osteogénese de distração.

Melsen B, Petersen JK, Costa A (1998) introduziram a ligadura zigomática como um método simples de ancoragem para intrusão e retração dos incisivos superiores em pacientes que só tinham dentes anteriores remanescentes. Nesses casos, o tratamento ortodôntico era difícil, pois não havia ancoragem posterior suficiente para os movimentos dentários necessários. Nesses pacientes parcialmente desdentados, a melhor qualidade óssea é encontrada na região do arco zigomático e crista infra zigomática. Os autores tentaram inserir cirurgicamente ligaduras de aço inoxidável nessa região. Após a cirurgia de fixação das ligaduras zigomáticas, os dentes anteriores foram consolidados para evitar movimentos individuais durante a intrusão dos incisivos. Os resultados foram satisfatórios e o tratamento foi rápido, com a remoção das ligaduras zigomáticas de forma simples e rápida.

Costa A, Raffaini M e Melsen B. (1998) discutiram os problemas relacionados à ancoragem para movimentação dentária ortodôntica em pacientes com ausência de dentes posteriores e sugeriram soluções para contornar esse problema, utilizando onplants, implantes, fios de zigoma e miniparafusos, além de descreverem possíveis locais para colocação com base em estudos da qualidade óssea em um crânio seco e também a aplicação de miniparafusos como ancoragem para vários tipos de movimentação dentária. Concluíram que a estabilidade é limitada após carga com torção.

Umemori M, Sugawara J, Mitani H, Nagasaka H, Kawamura H (1999) utilizaram o sistema de ancoragem esquelética (SAS) recentemente desenvolvido para correcções de mordida aberta. As miniplacas de titânio são implantadas temporariamente na maxila ou na mandíbula como uma ancoragem intra-oral imóvel para a intrusão de molares. Neste estudo, 2 casos com mordida aberta esquelética grave foram tratados com SAS. Estas miniplacas de titânio em forma de "L" foram implantadas na região apical do primeiro e segundo molar do lado direito e esquerdo, ajustadas para se adaptarem ao contorno de cada superfície óssea cortical e fixadas por parafusos ósseos. Os fios elásticos foram utilizados como fonte de força ortodôntica para reduzir a altura excessiva dos molares. Conseguiram intruir os molares inferiores em 3,5mm e o ângulo do plano mandibular também foi reduzido. Concluíram que a intrusão de molares em causas de mordida aberta esquelética tratadas sem cirurgia é muito difícil com procedimentos ortodônticos comuns, porque a ancoragem adequada é difícil de estabelecer, mas a SAS pode proporcionar uma boa quantidade de intrusão sem extrusão dos anteriores, a rotação anti-horária do plano oclusal também foi mínima.

DePauw GAM, Dermaut L. DeBreyn H, Johansson C (1999) investigaram a estabilidade de dispositivos osseointegrados quando utilizados como ancoragem para tração ortopédica com forças de magnitude extrema, utilizando três dispositivos

Branemark colocados na arcada zigomática esquerda e três na direita de cinco cães adultos. Foi aplicada uma força ortopédica não axial de 5N utilizando um sistema de bobina intra-oral. Após 2 meses de carga contínua, todos os implantes estavam imóveis. A remodelação óssea foi significativamente mais pronunciada no lado de tensão dos implantes, independentemente do comprimento da fixação. As análises radiográficas e histológicas mostraram osso com padrão trabecular normal à volta dos implantes.

Wehrbein H, Feifel H, Diedrich P (1999), este estudo foi realizado para avaliar a capacidade de ancoragem dos implantes ortossistémicos para reforço da ancoragem esquelética de dentes posteriores sem a utilização de auxiliares de ancoragem dependentes da conformidade. Este sistema de ancoragem de implantes ortodônticos recentemente desenvolvido é um dispositivo de titânio puro de peça única, constituído por um corpo de implante endósseo, um pescoço transmucoso e um pilar. O corpo do implante tem uma rosca auto-roscante com uma superfície jacteada com areia de grão grosso e gravada com ácido. Estão disponíveis em comprimentos de 4 e 6 mm com 3,3 mm de diâmetro. A tampa de fixação com ranhuras permite a fixação da barra transpalatina no implante. A amostra deste estudo é constituída por 9 pacientes de classe dentária II (idade entre 15 e 35 anos) cujo plano de tratamento incluía a extração dos primeiros pré-molares superiores. A seleção do implante para cada paciente foi baseada na altura vertical do palato anterior determinada em cefalogramas. Após a inserção, o período médio de cicatrização dos implantes sem carga foi de 12 +/-3 semanas, e depois as barras transpalatinas foram fixadas aos implantes. Foram calculadas com base em moldes e cefalogramas laterais.

1) A perda média de ancoragem foi de 0,7 mm no lado direito e de 1,1 mm no lado esquerdo

2) A retração do canino foi de 6,6 e 6,4 mm

3) Redução do sobredimensionamento em 6,2 mm

Tanto a avaliação clínica como a avaliação histológica revelaram que a estabilidade dos implantes curtos era boa.

Concluíram que esta abordagem de tratamento era rápida, simples, a perda de ancoragem era mínima, o tempo de tratamento era reduzido devido à retração em massa e eliminava os auxiliares de ancoragem extra e intra-orais dependentes da conformidade.

Wehrbein H, Merz BR, Diedrich P (1999) este estudo foi efectuado para avaliar a altura óssea na região médio-sagital e para comparar a avaliação cefalométrica com os resultados clínicos obtidos durante a inserção de implantes ortodônticos. 12 pacientes com idades compreendidas entre os 15 e os 39 anos receberam *implantes Strauman orthosystem.* O encaixe do implante no local pretendido foi determinado radiograficamente através da avaliação da altura óssea aparente e clinicamente através da sondagem da cavidade perfurada, de modo a detetar qualquer perfuração na cavidade nasal. Oito dos 12 implantes foram inseridos na secção anterior da placa sagital média com uma angulação média de 62^0 , o comprimento dos implantes foi de 6 mm. Outros 4 implantes foram posicionados na secção média da placa sagital média com uma angulação de 70^0 , o comprimento dos implantes era de 4 mm e 6 mm, de acordo com a relação vertical entre o bordo mais craniano do implante (MCBI) e o bordo mais craniano do palato (MCBPC).

Grupo - I: A distância entre o MCBI e o MCBPC foi de + 16 mm

Grupo - 2: A distância entre a MCBI e a MCBPC foi de -1,9 mm. Ambos os grupos não revelaram perfuração na cavidade nasal. Estes resultados sugerem que o suporte ósseo vertical na secção anterior e suave do palato é um pouco mais elevado do que o indicado no cefalograma. Este estudo concluiu que a área sagital média do palato é um local de inserção valioso para implantes, de modo a proporcionar um ponto estável para o tratamento ortodôntico.

Celenza F, Hochman MN (2000) apresentaram dois meios básicos através dos quais os implantes osseointegrados podem ser utilizados para a ancoragem ortodôntica. A ancoragem direta, que utiliza a força do próprio implante, e a ancoragem indireta, que utiliza o implante para estabilizar unidades dentárias específicas, às quais são depois aplicadas forças clínicas, por exemplo, um acessório palatino médio ligado a um TPA. A mecânica ortodôntica beneficia significativamente com a inclusão de implantes.

Daimaruya T, Nagasaka H, Umemori M, Sugawara J, Mitani H. (2001) realizaram uma pesquisa para verificar o efeito da intrusão de molares no feixe neurovascular, nível de osseointegração de parafusos ósseos e reabsorção de raízes em cães usando o sistema de ancoragem esquelética (SAS). Os resultados do estudo mostraram que os molares inferiores intruíram 3,4 mm em média durante 7 meses em cães. A reabsorção radicular foi observada, mas foi reparada com cimento. Os autores concluíram que o SAS, utilizando miniplacas de titânio transmucosas como ancoragem ortodôntica imóvel, poderia fornecer uma nova modalidade para intrusões de molares sem problemas iatrogénicos graves.

Park HS, Bae S.M, Kyung HM , Sung JH (2001) introduziram uma nova abordagem ao tratamento da protrusão bialveolar de classe I esquelética com microimplantes de ancoragem utilizados para retrair os dentes anteriores do maxilar e verticalizar os molares inferiores. Os resultados mostraram uma retração significativa dos dentes anteriores do maxilar e uma verticalização dos molares inferiores. Os autores concluíram que a utilização de microimplantes encurta o tratamento através da retração simultânea de seis dentes anteriores e proporciona uma ancoragem absoluta para o tratamento ortodôntico.

M Vasquez, Calao E, Becerra F, Ossa J, Enriquez C, Fresneda E (2001) utilizaram um modelo matemático tridimensional que simulava um implante endósseo e um canino superior com o seu ligamento periodontal e osso cortical e esponjoso para medir os níveis de tensão inicial durante 2 tipos de retração do canino (com e sem fricção). Verificou-se que a tensão de menor magnitude e mais uniforme no implante e no seu osso cortical tinha uma relação momento-força (M/F) de 6,1:1, enquanto o canino e as suas estruturas de suporte exerciam uma relação M/F de 10,3:1. Com base nestes resultados, concluíram que, quando a unidade de ancoragem é um implante endósseo, parece ser melhor utilizar um sistema de retração pré-calibrado sem fricção (T-Loop), onde seria gerada uma curva de deflexão da carga.

Lee JS, Park HS & Kyung HM (2001) discutiram um relato de caso de ancoragem de microimplantes para tratamento lingual de uma má oclusão esquelética de classe II. Trataram uma paciente do sexo feminino de 19 anos de idade com mordida aberta anterior de (-2mm) e overjet severo de 10mm com má oclusão de classe II foi tratada com extração de 1st pré-molares maxilares e 2nd pré-molares mandibulares seguida de mecânica de classe II com um aparelho de cabeça de gancho em J de alta tração. Colocaram um microparafuso de implante (1,2 mm de diâmetro) no osso alveolar palatino entre o primeiro e o segundond molar do maxilar, uma vez que o overjet se revelou difícil de corrigir devido à fraca cooperação com o aparelho extrator. Colocaram o implante em ângulos de 30 e 40° para evitar danos na raiz. Conseguiram um overjet e uma sobremordida normais com um tempo total de tratamento ativo de 16 meses. O seu perfil foi favorecido pela retração dos dentes anteriores superiores. O seu caso demonstrou que os micro-implantes podem proporcionar uma ancoragem fiável e absoluta para o tratamento ortodôntico lingual, bem como para o tratamento labial.

Favero L, Brollo P e Bressan E (2002) analisaram os principais estudos relevantes, publicados entre 1970 e 2000, relacionados ao uso de implantes para ancoragem ortodôntica. Concluíram que a metodologia dos implantes ortodônticos se desenvolveu gradualmente, inicialmente com os mesmos dispositivos utilizados para as próteses e, posteriormente, com vários aperfeiçoamentos. O titânio é o material de primeira escolha, mas novos e interessantes conceitos, como os materiais reabsorvíveis, têm sido desenvolvidos. Muitas investigações foram orientadas para a redução do tamanho do implante; neste contexto, verificou-se que a estabilidade primária desempenha um papel fundamental. Os estudos efectuados sobre as forças aplicadas puseram em evidência a quantidade mínima de força normalmente utilizada em ortodontia, colocando ao mesmo tempo outros problemas devido ao local de aplicação (movimento). Estas considerações permitiram a utilização de sistemas de implantes não osteointegrados.

O trauma cirúrgico envolvido foi reduzido, mas na opinião de muitos ortodontistas, ainda há demasiado sangue. Os locais de ancoragem respeitam as estruturas anatómicas mais importantes e as zonas que regem o crescimento do esqueleto. Os resultados começam a ser satisfatórios, mas é necessário padronizar os sistemas para oferecer ao operador uma intervenção fácil, estimular outras soluções biomecânicas e oportunidades terapêuticas e oferecer segurança do ponto de vista jurídico, ou seja, os aspectos psicológicos particulares da relação médico-paciente e as implicações médico-legais da implantologia para fins ortodônticos.

Ismail SFH, Johal AS (2002) analisaram a evolução dos implantes no tratamento ortodôntico e deram mais ênfase à utilização de implantes durante o tratamento ortodôntico, com especial referência a -

- O implante como fonte de ancoragem absoluta
- Implantes utilizados para ancoragem e como pilares para restauração
- A preparação do local dos implantes é melhorada pela ortodontia
- Implantes em distração osteogénica.

Park HS, Kyung HM, Sung JH (2002) discutiram um método simples de verticalização de molares com ancoragem de microimplantes. Discutiram 3 casos; o primeiro caso foi um paciente do sexo masculino, de 35 anos de idade, em que um segundo molar inferior direito, com ponta mesial, em mordida cruzada com o superior, foi verticalizado por um microimplante de 1,2 mm de diâmetro e 6 mm de comprimento na área retromolar. No 2nd caso, verticalizaram um 2nd molar de ponta mesial de um paciente do sexo masculino de 14 anos de idade com um microimplante de 1,2 mm de diâmetro e 8 mm de comprimento na área retromolar. No terceiro caso, colocaram um micro-implante de 1,2 mm de diâmetro e 12 mm de comprimento na tuberosidade maxilar de uma paciente de 23 anos de idade para verticalizar o segundo molar superior esquerdo com ponta mesial. Utilizaram um parafuso mais longo na área da tuberosidade maxilar porque o osso cortical é mais fino na arcada maxilar do que na arcada mandibular. Concluíram que os segundos molares superiores e inferiores podem ser verticalizados sem efeitos colaterais nos dentes anteriores e sem o uso de braquetes ortodônticos.

Chung RK, Kim SY, Linton J, Lee JY (2002) discutiram o uso de miniplaca com tubo para ancoragem esquelética. Trataram uma paciente do sexo feminino de 10 anos de idade com má oclusão de classe I, com arcadas severamente apinhadas, estreitas e afiladas, com caninos bloqueados e posicionados superiormente. Fixaram uma miniplaca com tubo em C em cada quadrante com um mini-parafuso de titânio. A extremidade do tubo da placa foi deixada exposta sobre a gengiva anexada. Colocaram o tubo em C entre os segundos e primeiros molares superiores e os primeiros e 2nd molares inferiores. Verificaram que a mandíbula não rodou no sentido dos ponteiros do relógio durante o tratamento. Concluíram que o tubo em C permite ao clínico controlar a direção da força sem extensões soldadas ou ganchos e também controlar a posição dos dentes individuais. Verificaram que o implante oferecia um sistema de ancoragem valioso, suficiente para suportar a retração em massa de seis dentes anteriores.

Paik HC, Woo YJ, Kim J, Park JU (2002) discutiram o uso de mini-parafusos para fixação intermaxilar de paciente cirúrgico ortodôntico lingual. Utilizaram seis parafusos ósseos osteomed (6mm) na cortical vestibular ao redor das regiões apicais superior e inferior, em ambos os lados, numa mulher de 18 anos com má oclusão de classe III, cujo nivelamento e alinhamento foi realizado com elásticos intermaxilares de classe II. Eles concluíram que os mini-implantes para FMI oferecem as seguintes vantagens.

a) Não é necessária qualquer preparação para assegurar um local para uma fixação estável e rígida.

b) Podem ser facilmente colocados

c) A higiene oral é muito mais fácil de manter e, finalmente

d) O tempo de permanência na cadeira é reduzido.

Assim, devido à sua conveniência e eficácia clínica, estão a substituir os implantes dentários e as miniplacas na aplicação ortodôntica.

Trisi P, Rebaudi A (2002) avaliaram a estabilidade do implante e a reação óssea perimplantar através de avaliação histológica e clínica após cargas ortodônticas terapêuticas, em 41 pacientes adultos que receberam implantes de titânio como dispositivo de ancoragem ortodôntica. Sete implantes foram removidos ao final da terapia ortodôntica, após 2, 4, 6 e 12 meses de carga ortodôntica, e examinados histologicamente. Foi possível distalizar molares e grupos de dentes e obter inclinação, verticalização, intrusão, extrusão e transferência de ancoragem. Os resultados mostraram que os implantes facilitaram e aceleraram a terapia ortodôntica, enquanto permaneceram estáveis no osso até 12 meses e foram osseointegrados. Também se observaram microfracturas, microfissuras e microcalos à volta dos implantes.

Sugawara J, Baik U, Umemori M, Takahashi I, Nagasaka H, Kawamura H, Mitani H (2002) conceberam um estudo para avaliar o tratamento e as alterações dentoalveolares pós-tratamento após a intrusão de molares mandibulares utilizando o sistema de ancoragem esquelética (SAS) que consiste em placas de ancoragem de titânio e parafusos monocorticais que foram temporariamente implantados na maxila ou na mandíbula. Nove pacientes adultos com mordida aberta foram tratados com sucesso com o SAS. Os resultados mostraram que a quantidade média de intrusão dos primeiros e segundos molares inferiores foi de 1,7 mm e 2,8 mm, respetivamente, não houve alteração significativa na altura da crista óssea, no comprimento da coroa clínica ou no comprimento da raiz; durante o tratamento, ocorreu rotação da mandíbula no sentido anti-horário e diminuição da altura facial anterior.

Schlegel KA, Schweizer C, Janson IR, Wiltfang J (2002) introduziram um novo conceito de ancoragem para uma ancoragem estável na mandíbula, adaptando uma miniplaca de osteossíntese em forma de T ou L à superfície óssea no vestíbulo da região canino-premolar da mandíbula e utilizando a extensão vertical da placa para aplicações de força ortodôntica para conseguir a mesialização dos posteriores. Os resultados mostraram que essa técnica proporcionou uma ancoragem rígida, sem reações inflamatórias ao redor da placa, e um espaço de 8mm pode ser fechado em 12 meses. Assim, concluíram que essas placas oferecem um elemento de ancoragem estável, localizado no vestíbulo mandibular.

Schlegel KA, Kinner F, Schlegel KD (2002) avaliaram os dados anatómicos que caracterizam a região da linha média palatina, utilizando biópsias com broca trefina, que forneceram o material para as facetas histológicas, de dadores com idades compreendidas entre os 12 e os 53 anos, e ilustraram que a ossificação completa da sutura palatina mediana (SPM) é rara antes dos 23 anos de idade e que a SPM anterior é menos frequentemente ossificada do que a região posterior. Assim, concluíram que um leito ósseo mais favorável à osseointegração pode ser encontrado posteriormente à linha de interconexão dos primeiros pré-molares.

Bae SM, Park HS, Kyung MH, Kwon OW e Sung JH (2002) estudaram a aplicação clínica da ancoragem de microimplantes numa mulher de 28 anos com uma relação de caninos de classe II com sobremordida de 4 mm e sobressaliência de 6 mm. Os primeiros pré-molares superiores foram extraídos e, após 3 meses, foram inseridos microimplantes de 10 mm entre 1st molar e o segundo pré-molar. Os resultados mostraram que os micro-implantes eram estáveis durante todo o período de tratamento. As alterações dentárias resultaram num molar de classe II com cúspide completa e num canino de classe I com os dentes maxilares a serem retraídos corporalmente sem qualquer perda de ancoragem na dentição posterior maxilar. Concluíram que os micro-implantes podem proporcionar uma ancoragem absoluta para o movimento dentário ortodôntico. Os micro-implantes unitários ainda não são capazes de suportar forças rotacionais, no entanto, um maior desenvolvimento pode torná-los ainda mais úteis na simplificação da biomecânica.

Park YC, Lee SY, Kim DH, Jee SH (2003) descreveram a utilização de implantes mini-implantes para a intrusão de dentes posteriores. A intrusão por métodos ortodônticos convencionais geralmente acompanha a extrusão do dente de ancoragem, com base na lei de ação e reação. A extração dos dentes adjacentes pode causar a rotação da mandíbula no sentido dos ponteiros do relógio e, como resultado, pode também ocorrer mordida aberta anterior ou recessão do queixo.

Para ultrapassar estes efeitos secundários, os autores utilizaram implantes de mini-parafusos em duas mulheres idosas que foram encaminhadas do departamento de prótese dentária para intrusão de dentes posteriores. Através da simples implantação de mini-parafusos e do controlo da direção e da quantidade de força, obteve-se uma intrusão molar bem sucedida, satisfazendo tanto a paciente como o ortodontista. Os desenhos simples dos mini-parafusos tornam-nos confortáveis para o paciente. Os efeitos secundários, como a extrusão de dentes adjacentes, são minimizados, pelo que os resultados são mais fiáveis.

Gedrange T, Bourauel C Kobelc B, Harzer W (2003) concluíram um estudo para investigar a deformação da superfície óssea em torno de um implante em resposta a diferentes magnitudes de força e diferentes direcções de aplicação de força. Sabe-se quc o tecido ósseo remodela a sua estrutura em resposta ao stress mecânico.

Um nível de tensão mais baixo em torno de um implante pode resultar numa ligação deficiente com o osso ou em atrofia óssea (Meijer et al, 1993), por outro lado, uma concentração de tensão anormalmente mais elevada nos tecidos de suporte pode resultar em necrose por pressão e, subsequentemente, na falha dos implantes (Lavernia et al, 1981).

No estudo, foram utilizados 3 tipos de implantes endósseos (todos com 9 mm de comprimento e 3,3 mm de diâmetro, feitos de titânio) para investigação. O tipo I era um implante simples, em forma de cilindro; o tipo 2 era um implante em forma de cilindro com degrau superperiosteal; o tipo 3 era um implante em forma de cilindro com rosca subperiosteal com um degrau superperiosteal.

A carga sobre o implante foi investigada em 3 condições de mordida e forças ortodônticas de 0,01N a 100 N (vertical, horizontal e diagonal). A deformação principal máxima e as distribuições da densidade de energia de deformação dos implantes e do osso foram avaliadas por análise de elementos finitos.

A carga vertical reduziu a formação de osso trabecular observada no degrau super periosteal. A carga horizontal dos implantes deslocou a deformação do osso trabecular para o osso cortical. A menor deformação (inferior a 300 Micro eps) foi encontrada para implantes com degrau super periosteal e carga diagonal.

Assim, concluíram que a utilização das roscas não melhorava a capacidade de carga. Defenderam que os desenhos deveriam consistir em produzir um implante relativamente pequeno com uma secção transversal de rosca e um degrau super periosteal na superfície óssea.

Degidi M, Piattelli A (2003) avaliaram um grande número de implantes de carga imediata. Foram utilizados 3 tipos de implantes de carga imediata no estudo. Os autores colocaram 422 implantes com carga imediata funcional [IFL], 224 implantes com carga imediata não funcional [INFL] e 24 implantes utilizando os implantes primários {PI} secundários {SI} . Foi tratado um total de 1523 pacientes, 68 homens e 84 mulheres com idades compreendidas entre os 18 e os 75 anos.

A IFL foi utilizada em 65 pacientes; 39 mandíbulas edêntulas, 14 maxilares superiores edêntulos, 2 maxilares posteriores edêntulos, 4 maxilares anteriores edêntulos, mandíbula anterior edêntula e 5 mandíbulas posteriores edêntulas dos 422 implantes colocados, 187 foram posicionados em locais pós-extração e 235 em locais cicatrizados. Na IFL, 6 dos 422 implantes falharam (1,4%).

O INFL foi a escolha de tratamento em 15 mandíbulas anteriores desdentadas, 18 mandíbulas posteriores desdentadas, 12 maxilares anteriores desdentados e 13 maxilares posteriores desdentados. 58 implantes eram resotoraps de um único dente dos 224 implantes, 97 foram posicionados em locais pós-extração e 127 em locais cicatrizados. No INFL, 2 dos 224 implantes falharam (0,9%).

> PI/SI Duas mandíbulas totalmente desdentadas foram restauradas, 1 com 13 implantes e outra com 11 implantes; 9 eram SI e 15 PI. Num dos casos, 3 dos 5 SI eram móveis quando a prótese fixa foi removida. No segundo caso, 3 dos 4 implantes secundários não se tinham integrado.

> Todas as falhas foram observadas nos primeiros meses após a colocação do implante.

> Concluiu-se que a carga imediata funcional e não funcional parece ser uma técnica que dá resultados satisfatórios em casos selecionados.

Deguchi T, Yamamoto TT, Kanomi R, Hartsfield JK, Roberts WE, Garetto LP (2003) efectuaram um estudo para quantificar as propriedades histomorfométricas da interface osso-implante para analisar a utilização de pequenos parafusos de titânio como ancoragem ortodôntica e para estabelecer um período de cicatrização adequado. Globalmente, foi conseguida uma fixação óssea rígida bem sucedida em 97% dos 96 implantes colocados em 8 cães e em 100% dos implantes carregados com cadeias elastoméricas. Todos os implantes carregados permaneceram integrados. Os implantes mandibulares tiveram um contacto osso-implante significativamente mais elevado do que os implantes maxilares. Dentro de cada arcada, os índices histomorfométricos significativos observados para o grupo de cicatrização "três semanas sem carga" foram: maior incidência de rotulagem, maior relação tecido-osso lamelar e maior contacto ósseo. Concluíram que os pequenos parafusos de titânio foram capazes de funcionar como ancoragem óssea rígida contra a carga ortodôntica durante 3 meses com um período de cicatrização mínimo.

Manio BG, Bednar J, Pagin P, Mura P (2003) descreveram a utilização de um novo mini-parafuso de titânio (SPIDER SCREW) em várias das suas aplicações clínicas e concluíram que os parafusos-aranha podem ser utilizados para suportar diferentes tipos de mecânicas ortodônticas, especialmente em casos com arcadas incompletas ou cooperação limitada.

Devido à sua facilidade de aplicação e ao seu tamanho reduzido, permitem a sua utilização em pacientes com dentição intacta quando é necessária a recuperação da ancoragem durante o tratamento.

Gapski R, Wang H, Mascarenhas P, Lang N.P (2003) reviram e analisaram criticamente a literatura atual disponível no campo da carga imediata de implantes e discutiram, com base em evidências científicas, os factores que podem influenciar esta modalidade de tratamento. Foi efectuada uma pesquisa na Medline e foram selecionados os artigos mais valiosos e relevantes. As vantagens e desvantagens associadas à carga imediata de implantes foram analisadas, os factores que podem influenciar o sucesso da carga imediata de implantes, incluindo a seleção do paciente, o tipo de qualidade óssea, o comprimento necessário do implante, a micro e macroestrutura do implante, a habilidade cirúrgica, a necessidade de alcançar estabilidade primária/controlo da força oclusal e as diretrizes da prótese, foram cuidadosamente revistos e discutidos. Os vários estudos demonstraram a viabilidade e previsibilidade desta técnica. No entanto, a maioria destes artigos baseou-se em dados retrospectivos ou casos não controlados. Os ensaios clínicos longitudinais aleatórios, prospectivos e com braços paralelos em humanos baseavam-se principalmente em resultados a curto prazo e o acompanhamento a longo prazo era ainda escasso neste domínio. A partir da literatura disponível, concluíram que as localizações anatómicas, os desenhos dos implantes e as orientações protéticas restritas são fundamentais para garantir resultados bem sucedidos.

Kyung HM, Park HS, Bae SM, Sung JH, Kim I (2003) realizaram um estudo para mostrar como os implantes de microparafusos proporcionam aos clínicos ortodônticos várias vantagens, como a eliminação da mecânica interarcada para a correção de discrepâncias sagitais, a redução do tempo de tratamento, a simplificação da mecânica de tratamento, a correção de discrepâncias da linha média sem mecânica interarcada e a capacidade de mover quadrantes inteiros em vez de dentes individuais. Mostraram passo a passo o método de inserção dos parafusos microscópicos, que em conjunto demonstram as vantagens mencionadas da sua técnica. Mostraram também como os microimplantes podem salvar tratamentos que atingiram uma oclusão inferior à ideal durante o curso da terapia e ofereceram instruções explícitas para a colocação desses microimplantes. Concluíram que os microimplantes oferecem aos clínicos ortodônticos um método minimamente invasivo para ancoragem intra-arco, que pode traduzir quadrantes inteiros sem os resultados recíprocos indesejáveis que afligem as técnicas interarcos. E também para corrigir discrepâncias sagitais e desvios da linha média e ganhar espaço para discrepâncias no comprimento do arco com o uso criterioso da ancoragem com microparafusos.

Miyawaki S, Koyama I, Inoue M, Mishima K, Sugahara T, Yamamoto TT (2003) examinaram as taxas de sucesso e encontraram factores associados à estabilidade dos parafusos de titânio colocados no osso alveolar vestibular da região posterior. 51 pacientes com 134 parafusos de titânio de 3 tipos e 17 miniplacas foram examinados retrospetivamente em relação às caraterísticas clínicas. Relataram que a taxa de sucesso de 1 ano dos parafusos com 1 mm de diâmetro foi significativamente menor do que a das miniplacas. Um ângulo do plano mandibular elevado e a inflamação dos tecidos peri-implantares foram factores de risco para a mobilidade dos parafusos. No entanto, não foi detectada qualquer associação significativa entre a taxa de sucesso e as seguintes variáveis: comprimento do parafuso, tipo de cirurgia de colocação, carga imediata, localização da implantação, idade, género, apinhamento dentário, relação ântero-posterior da base da mandíbula, periodontite controlada e sintomas de DTM. Concluíram que o diâmetro de um parafuso igual ou inferior a 1,0 mm, a inflamação do tecido periimplantar e um ângulo do plano mandibular elevado (osso cortical fino) estavam associados ao insucesso do parafuso de titânio colocado para ancoragem ortodôntica.

Sugawara J, Daimaruya T, Umemori M, Nagasaka H, Takahashi I, Kowamura H, Mitani H (2004) demonstraram um sistema de ancoragem esquelética que utilizou placas de ancoragem e parafusos de titânio puro como unidades de ancoragem ortodôntica absoluta. As placas de ancoragem foram colocadas monocorticalmente no rebordo da abertura piriforme, no contraforte zigomático e em quaisquer regiões da cortical mandibular.

O objetivo do estudo foi 1) medir a quantidade média de distalização do molar inferior 2) avaliar o tipo de movimento dentário que ocorre 3) determinar a estabilidade dos molares distalizados 1 ano após o tratamento.

Quinze pacientes adultos (12 mulheres e 3 homens) que tinham sido submetidos a tratamento ortodôntico foram incluídos no estudo.

A placa de ancoragem feita de titânio puro foi colocada atrás dos segundos molares na borda anterior do ramo mandibular. As placas de titânio foram fixadas com parafusos de titânio puro de 2 mm e 5 mm.

Depois de os segmentos vestibulares terem sido nivelados e alinhados, foi colocado um fio de arco rígido e placas de ancoragem em forma de L na borda anterior do ramo mandibular.

De seguida, as bandas e os brackets dos primeiros molares foram retirados e foram aplicadas forças de retração ao segundo molar com uma mola helicoidal aberta. Após a distalização dos segundos molares, os primeiros molares foram retraídos com o mesmo procedimento.

O outro método utilizado foi a distalização em massa de todos os segmentos vestibulares. Foi aplicada uma força de retração direta das placas de ancoragem ao primeiro pré-molar para realizar a distalização em massa do segmento bucal.

Foram realizadas cefalometrias laterais, radiografias panarómicas e moldes dentários imediatamente antes do tratamento, na descolagem e um ano após a descolagem. O resultado deste estudo mostrou um movimento distal médio de 3,5 ± 1,4mm ao nível da coroa.

A quantidade de movimento radicular foi de 1,8 mm em média.

A quantidade de recidiva nos primeiros molares inferiores 1 ano após o tratamento foi de 0,3 mm.

Não foi observada uma correlação estatisticamente significativa entre a taxa de recidiva e a quantidade de deslocamento posterior ou o rácio de inclinação no primeiro molar.

Concluíram que o sistema de ancoragem esquelética PS era uma nova e viável modalidade de distalização de molares inferiores, particularmente eficaz para más oclusões de Classe III, apinhamento incisal mandibular e assimetrias dentárias.

Erverdi N, Keles A, Nanda R (2004) avaliaram a eficácia da ancoragem esquelética para a intrusão dos dentes posteriores maxilares, para corrigir a má oclusão por mordida aberta e para avaliar a utilização de miniplacas de titânio para ancoragem ortodôntica. A área do contraforte zigomático foi escolhida para a colocação das miniplacas de titânio. Todos os pacientes receberam um arco transpalatino e a mordida aberta anterior foi corrigida numa média de 5 meses. No final, o sorriso e o perfil do paciente melhoraram significativamente. Esta investigação preliminar mostrou que a ancoragem esquelética pode ser usada eficazmente para a correção da mordida aberta anterior em pacientes que não estão a crescer. O procedimento cirúrgico foi minimamente invasivo e de curta duração.

Kuroda S, Katayama A, Yamahato T (2004) demonstraram a utilidade de parafusos de titânio para ancoragem ortodôntica para intruir os molares superiores e inferiores de um paciente adulto com mordida aberta anterior esquelética severa.

Uma paciente do sexo feminino, com 33 anos e 8 meses de idade, apresentava uma mordida aberta anterior severa, com sobressaliência de 7,1 mm e sobremordida de 7 mm, apinhamento severo na arcada superior de forma constrita, recessão gengival com os incisivos centrais superiores, tendo sido tratada ortodonticamente.

Os parafusos de titânio foram inseridos bilateralmente no processo zigomático da maxila e no osso alveolar vestibular da mandíbula através da mucosa bucal. Um aparelho transpalatino e um aparelho lingual inferior foram colocados entre os primeiros molares para compensar o torque vestibular da coroa que seria causado pela força de intrusão. Em seguida, os primeiros pré-molares superiores direitos e o central esquerdo foram extraídos e um aparelho pré-ajustado de 0,022" foi colocado em ambas as arcadas. Foram colocados fios de aço inoxidável e iniciou-se a retração dos dentes anteriores. Três meses após a implantação dos parafusos de titânio, foi iniciada a carga de força intrusiva com correntes elásticas.

Os resultados mostraram que a ancoragem do parafuso do implante foi estável durante toda a duração do tratamento e tanto os molares superiores como os inferiores foram intruídos em 3 mm.

Liou EJW, Pai BCJ, Lin JCY. (2004) realizaram um estudo para analisar se os mini-implantes são absolutamente estacionários ou se movem quando a força é aplicada. Dezasseis pacientes adultos com mini-implantes como ancoragem maxilar foram incluídos neste estudo. Os mini-implantes foram inseridos no contraforte zigomático maxilar como uma ancoragem direta para a retração anterior em massa. Foram colocadas molas helicoidais fechadas de níquel-titânio para a retração 2 semanas após a inserção dos mini-implantes. Foram efectuadas radiografias cefalométricas imediatamente antes da aplicação da força e 9 meses depois. Os traçados cefalométricos foram sobrepostos para o melhor ajuste geral nas estruturas da maxila, base do crânio e abóbada craniana para determinar qualquer movimento dos mini-implantes. Os mini-implantes também foram avaliados clinicamente quanto à sua mobilidade. Em média, a ponta do mini-implante avançou significativamente, em 0,4 mm na cabeça do parafuso. Os mini-implantes foram extrudidos e inclinados para a frente em 7 dos 16 pacientes. Concluíram que os mini-implantes são uma ancoragem estável, mas não permanecem absolutamente estacionários durante a carga ortodôntica. Em alguns pacientes, eles podem se mover de acordo com a carga ortodôntica. Para evitar que os mini-implantes atinjam órgãos vitais devido ao seu deslocamento, recomendaram que fossem colocados numa área não dentária, sem forames, nervos principais ou trajetos de vasos sanguíneos, ou numa área dentária que permitisse uma folga de segurança de 2 mm entre o mini-implante e a raiz dentária.

Park HS, Kwon TG (2004) efectuaram um estudo para analisar a eficácia da mecânica de deslizamento com ancoragem de implantes microscrew no tratamento da má oclusão de classe II esquelética. Foram tratados três casos: um foi tratado com implantes de microparafuso maxilar, outro com implantes de microparafuso mandibular e o terceiro com implantes de microparafuso maxilar e mandibular. Com os implantes microscópicos maxilares, os dentes anteriores maxilares foram retraídos corporalmente com uma ligeira intrusão e todo o espaço de extração dos pré-molares foi fechado sem perda de ancoragem. Para além disso, os dentes posteriores maxilares apresentaram um movimento distal. Os implantes microscópicos mandibulares controlaram a posição vertical dos dentes posteriores mandibulares e desempenharam um papel importante na melhoria do perfil facial.

Engelke W, Decco OA, Rau MJ, Massoni MCA, Boing, Schwarzwaller W, Rernat (2004) efectuaram um estudo para descrever a estabilidade primária do implante dentário. Dez amostras de osso bovino com tipo de osso II, III e IV de acordo com Lekholim e Zarb foram utilizadas para a experiência. Foram colocados dez implantes dentários semandos com 15 mm de comprimento e 3,75 mm de diâmetro. Todos os implantes foram carregados com forças laterais até 30 N através de pilares de 8 mm durante 2 segundos cada. A deslocação lateral foi observada por meio de endoscopia de contacto. O micro movimento foi detectado com a ajuda de uma tira transmissora fixada ao pilar. As imagens endoscópicas foram processadas digitalmente e o microdeslocamento foi calculado em relação ao corpo de referência (parafuso microscópico) colocado adjacente ao implante. O micromovimento observado variou com a força aplicada. Uma força lateral de 5 N resultou numa deslocação média de 39 pm; para 30 N, a deslocação média foi de 157 pm. O tipo de osso também influenciou a quantidade de movimento. A endoscopia de contacto representa um novo método de observação direta do movimento do implante em relação à superfície óssea in vitro. Concluíram que, em combinação com a técnica de imersão em suporte, a endoscopia de contacto pode ser utilizada como um procedimento de consultório para avaliar intraoperatoriamente a estabilidade do implante durante a carga funcional.

Giancotti A, Arcuri C, Barlattani A (2004) estudaram e descreveram a sua experiência com mini-implantes no tratamento de segundos molares inferiores profundamente impactados. Mini-implantes de titânio médico puro foram inseridos sob anestesia local na região retromolar, após a extração do terceiro molar e o bracket ortodôntico foi colado ao segundo molar. A tração ortodôntica foi aplicada por meio de uma mola de espiral fechada amarrada do mini-parafuso ao braquete ortodôntico, exercendo cerca de 50 gm de força. O tratamento ativo teve a duração de 9 meses. Concluiu-se que a colocação retromolar dos miniparafusos apresenta vantagens biomecânicas relevantes, permitindo a aplicação de força distal à resistência do segundo molar e facilitando o controlo vertical durante a fase de extrusão do tratamento. A reativação do sistema não foi necessária, reduzindo o desconforto do paciente, e os procedimentos cirúrgicos de colocação e remoção destes mini-implantes foram bem tolerados pelos pacientes.

Aldikactu M, Acikgoz G, Truk T, Trisi P (2004) efectuaram um estudo para avaliar a avaliação clínica, radiográfica e histológica dos tecidos que circundam os implantes jacteados com areia e gravados com ácido (SLA) carregados com uma força contínua e constante durante 52 semanas, após uma cicatrização de 6 semanas após a inserção do implante. Os implantes SLA foram colocados na maxila de 3 cães e na mandíbula de 5 cães após um período de cicatrização de 12 semanas após a extração. Foram colocados pilares em 6 implantes de teste. Foram activadas molas helicoidais super elásticas de Ni Ti entre os implantes SLA e o canino, produzindo uma força de 200 g. Dois implantes sem carga serviram de controlo. A análise histológica mostrou uma corticalização das trabéculas ósseas, mais espessas nos implantes com carga do que nos implantes sem carga. Os autores concluíram que os implantes SLA podem ser utilizados como unidade de ancoragem com confiança, apesar de um período de cicatrização curto e de uma aplicação de força prolongada.

Chen F, Terada K, Hanada K, Saito I (2005) compararam os efeitos de ancoragem do implante osseointegrado com diferentes tipos de fixação utilizando a análise de elementos finitos. Os tipos de fixação foram: (1) Colo do implante no osso cortical oral-palatino e ponta do implante no osso esponjoso; (2) Colo do implante no osso cortical oral-palatino e ponta do implante no osso cortical nasal-palatino; (3) Colo do implante no osso cortical oral-palatino e ponta do implante projectando-se para a cavidade nasal. Os resultados mostraram que o implante palatino podia distribuir significativamente e de forma uniforme o stress no ligamento periodontal. Estes resultados sugerem que diferentes tipos de fixação de implantes têm praticamente os mesmos efeitos de ancoragem.

Chen F, Terada K, Hanada K (2005) compararam três tipos de implantes cilíndricos utilizando a análise de elementos finitos. Foram criados três modelos individuais, cada um composto por 2 pré-molares maxilares[nd] , o respetivo ligamento periodontal, osso alveolar, osso palatino, implante palatino e um TPA. Foi criado um outro modelo sem implante. Os resultados concluíram que a magnitude da tensão no ligamento periodontal era praticamente a mesma nos três modelos com implante. Estes resultados sugerem que o implante é uma ferramenta útil para aumentar a ancoragem. A adição de um degrau é útil para diminuir a tensão no implante e no osso circundante, mas a adição de um parafuso a um implante cilíndrico teve poucas vantagens no aumento dos efeitos de ancoragem.

Cousley R (2005) afirmou que a colocação ideal do implante era um dos factores que influenciava a facilidade de utilização e a eficácia clínica dos implantes. Em particular, a colocação bem sucedida e a utilização subsequente dependem do controlo da posição, inclinação e velocidade das brocas de perfil. Examinou os factores críticos em cada fase do protocolo clínico e propôs uma abordagem padronizada para a colocação de implantes palatinos. Foi dada especial ênfase a um processo combinado de planeamento cefalométrico e de modelo de trabalho. A prescrição do implante resultante é então transmitida para a fase de colocação, utilizando um stent cirúrgico com um plano guia de localização.

Huang LH, Shotwell JL, Wang HL (2005) analisaram os conceitos actuais da utilização de implantes dentários para ancoragem ortodôntica. Afirmaram que, atualmente, os implantes dentários se tornaram adjuvantes previsíveis e fiáveis para a reabilitação oral. A osteointegração pode ser utilizada para proporcionar uma ancoragem ortodôntica ou ortopédica rígida.

Gallas MM, Abelina MT, Fernandez JR, Burguera M (2005) determinaram o padrão e a distribuição das tensões no implante endósseo ITI Bonefit e nos seus tecidos de suporte, quando utilizado como unidade de ancoragem ortodôntica, utilizando o método dos elementos finitos. Assim, esta área deve ser preservada clinicamente, de modo a manter a interface implante-osso estrutural e funcionalmente.

Motoyoshi M, Yano S, Tsuruoka T, Shimizu N (2005) realizaram um estudo utilizando a análise de elementos finitos para investigar os factores primários, especialmente o passo da rosca e a presença do pilar, numa tentativa de conceber um mini-implante que suportasse mais força ortodôntica durante o tratamento. Foram desenhados seis tipos de modelos de elementos finitos para mostrar vários passos de rosca de 0,5-1,5 mm, dos quais três modelos foram desenhados com pilar e três sem pilar. Foi aplicada uma força de tração de 2 N à cabeça do implante de mina ou do pilar, de modo a ficar a 45° da superfície óssea. A tensão máxima do modelo com pilar e passo de rosca de 0,5 mm foi a menor em comparação com os outros modelos. As áreas de elevado nível de tensão estavam localizadas na cabeça do implante e no pilar nos modelos com pilares. Concluíram que a existência do pilar é significativamente útil na diminuição da concentração de tensão no osso, enquanto o efeito do passo da rosca era incerto.

Gedrange T, Hietschold V, Mai R, Wolf P, Nicklisch M, Harzer W (2005) efectuou um estudo utilizando 14 cabeças de cadáveres humanos e implantes ortodônticos com comprimentos de 4 e 6 mm e diferentes localizações (sutura palatina ou paramedialmente) para avaliar a estabilidade primária dos implantes ortodônticos palatinos. A frequência de ressonância foi utilizada para determinar a estabilidade. O contacto ósseo do implante foi avaliado por exame histológico e radiológico. O estudo concluiu que o desenho de um implante ortodôntico curto proporciona uma fixação óssea suficiente, independentemente da colocação. A qualidade da implantação e a estrutura óssea são mais importantes do que o comprimento do implante ortodôntico

Park HS, Jeong SH, Kwon OH (2006) examinaram as taxas de sucesso e encontraram factores que afectam o sucesso clínico dos implantes aparafusados utilizados como ancoragem ortodôntica. Foram examinados 87 (M=35, F=52) pacientes com um total de 227 implantes aparafusados de 4 tipos. A taxa de sucesso global foi de 91,6%. As variáveis clínicas dos factores de implante de parafusos (tipo, diâmetro e comprimento), factores locais do hospedeiro (posicionamento ocluso-gengival), factores de gestão (ângulo de colocação, início e método de aplicação de força, extensão do fio de ligadura, exposição da cabeça do parafuso e higiene oral) não mostraram quaisquer diferenças estatisticamente significativas nas taxas de sucesso. A mobilidade, o lado direito do maxilar e a mandíbula foram os factores de risco relativo na análise de regressão logística. A inflamação à volta do implante foi adicionada aos factores de risco. Os autores concluíram que, para minimizar o insucesso dos implantes aparafusados, a inflamação

em torno do implante deve ser controlada, especialmente os parafusos colocados no lado direito da mandíbula. Factores associados à estabilidade de parafusos de titânio colocados na região posterior para ancoragem ortodôntica.

Chen F, Terada K, Hanada K, Saito I (2006) compararam os efeitos de ancoragem de um implante palatino osseointegrado (OPI) utilizando a análise de elementos finitos. O modelo criado consistia em 2 pré-molares superiores, ligamentos periodontais, osso alveolar, um implante palatino, osso palatino, um bracket, banda e um arco transpalatino (TPA). A força sobre os pré-molares foi investigada em 3 condições - uma força horizontal distomesial, uma força horizontal vestibulolingual e uma força intrusiva vertical. Concluíram que a tensão na superfície NOPI era mais elevada do que na superfície OPI, mas a tensão não era suficientemente elevada para resultar na falha do implante. Estes resultados sugerem que esperar pela osteointegração pode ser desnecessário para um implante ortodôntico.

Ohashi E, Pecho OE, Moron M, Lagravere MO (2006) revisaram e analisaram criticamente a literatura atual disponível no campo dos protocolos de carga aplicados quando se utilizam implantes e/ou parafusos no tratamento ortodôntico. A revisão concluiu que os protocolos de carga para implantes envolvem um período de espera mínimo de 2 meses antes de aplicar forças ortodônticas, enquanto os protocolos de carga para parafusos envolvem um período de espera imediato de 2 semanas para aplicar forças. As taxas de sucesso dos implantes foram, em média, mais elevadas do que as dos parafusos.

Feldman I, Bondemark L (2006) analisaram a literatura atual disponível e examinaram, com base em evidências, que tipo de sistemas/aplicações de ancoragem ortodôntica são avaliados e a sua eficácia. A estratégia de pesquisa utilizada resultou em 494 artigos, dos quais 14 preencheram os critérios de inclusão de RCT, estudos prospectivos e retrospectivos controlados e ensaios clínicos comparando pelo menos duas situações de ancoragem. A revisão identificou duas situações principais de ancoragem: ancoragem de molares durante o fechamento de espaço após extrações de pré-molares e perda de ancoragem na região de incisivos ou pré-molares durante a distalização de molares. Foi também identificada uma terceira categoria de ancoragem utilizando implantes diferentes. A revisão também concluiu que, para obter provas científicas fiáveis, são necessários mais ensaios clínicos randomizados com amostras de tamanho suficiente para determinar qual o sistema de ancoragem (incluindo implantes) mais eficaz.

Capítulo 4

IMPLANTES

Os implantes dentários podem ser classificados com base nos seguintes critérios

1. De acordo com a localização
2. De acordo com a configuração
3. De acordo com a composição
4. De acordo com a estrutura da superfície

1. De acordo com a ***localização***

i. Implantes subperiosteais: Nesta conceção, o corpo do implante encontra-se sobre a crista óssea. Este tipo de desenho atualmente utilizado para fins ortodônticos é o "Onplant".

ii. Implantes transósseos: Neste tipo, o implante penetra completamente no osso. Este desenho não é muito utilizado nem em dentisteria de restauração nem em ortodontia

iii. Implantes endósseos: Estes implantes estão parcialmente submersos e ancorados no osso. Têm sido os mais populares e os mais utilizados. Estão disponíveis vários modelos e composições para utilização em condições específicas.

iv. Estabilizadores endodônticos

v. Inserções intramucosas

vi. Materiais de aumento ósseo

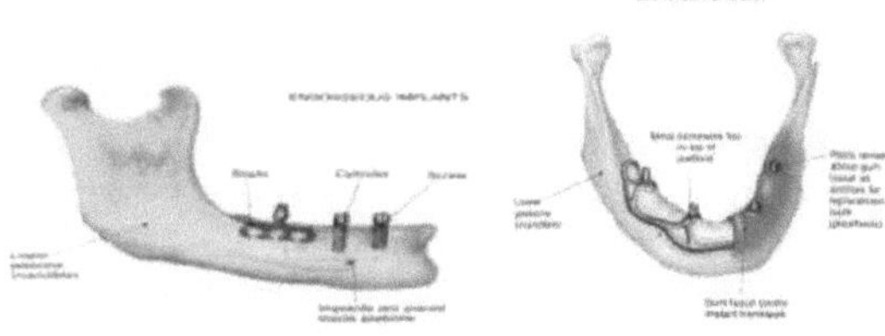

Fig 3: Implante Transosseos   Fig 4: Implante subperiosteal.

2. De acordo com a ***configuração***

i. Implantes com forma de raiz: Estes são os implantes endósseos do tipo parafuso e o nome foi derivado devido à sua estrutura cilíndrica.
    a. Press Fit (sem rosca mas coberto com spray de hidroxilapatite)
    b. Auto-roscante (roscado)
    c. Pré-rosqueamento (roscado)

ii. Implantes em forma de lâmina/placa: Estes são mais planos e podem ser utilizados em sulcos reabsorvidos e em rebordos de faca
    a. Pré-fabricados
    b. Fundição personalizada
    c. Alterável (por flexão, corte, moldagem)

3. De acordo com a ***composição***

i. Aço inoxidável
ii. Cobalto-Crómio-Molibdénio
iii. Titânio
iv. Implantes de cerâmica

v. Diversos, como o carbono vítreo e os compósitos 4. De acordo com a ***estrutura da superfície***

i. Com rosca ou sem rosca: Os implantes de forma radicular são geralmente roscados, uma vez que proporcionam uma maior área de superfície e estabilidade do implante.
ii. Porosos ou não porosos: Os implantes do tipo parafuso são normalmente não porosos, ao passo que os implantes de placa ou lâmina têm aberturas no corpo do implante para ajudar ao crescimento do osso e, assim, a um melhor encaixe entre a estrutura metálica e o osso circundante.

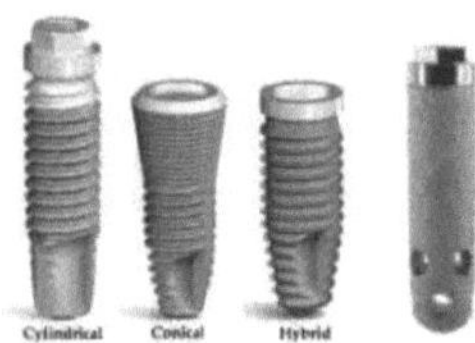

Fig 5: Implante roscado

Fig. 6: Implante não roscado

A ***ancoragem derivada*** de implantes é categorizada em

i. Ancoragem direta: em que um implante endósseo é utilizado como local de ancoragem, como na reabilitação protética.
ii. Ancoragem indireta: quando o objetivo do implante é preservar a ancoragem

MATERIAIS DE IMPLANTE

A maioria dos sistemas de implantes dentários disponíveis até à data são construídos a partir de metais ou ligas.

Várias organizações forneceram diretrizes para a normalização dos materiais de implantes. O Comité F4 da ASTM e a ISO 9ISO TC 106, ISOTR 10541 forneceram a base para essas normas. Até à data, um inquérito multinacional efectuado pela ISO indicou que o titânio e as suas ligas são principalmente utilizados. Os implantes não metálicos mais utilizados são os materiais oxidados, carboníticos ou semelhantes a óxidos grafíticos.

Os materiais utilizados nos implantes podem ser divididos em 3 categorias

1. **Biotolerante :-** Materiais que não são necessariamente rejeitados, mas que estão rodeados por uma camada fibrosa sob a forma de uma cápsula. Por exemplo, aço inoxidável, liga de crómio-cobalto
2. **Bioinerte :-** Material que permite uma estreita aposição do osso na sua superfície, conduzindo à osteogénese de contacto. Ex: Titânio, Carbono
3. **Bioactivos :-** Materiais que permitem a formação de novo osso na sua superfície, mas a troca iónica com o tecido hospedeiro leva à formação de uma ligação química ao longo da interface (osteogénese de ligação). Por exemplo, hidróxido de apatite da cerâmica Vetro, cerâmica de alumínio oxidado.

Os principais grupos de materiais implantáveis para medicina dentária são as ligas de titânio, as ligas de cobalto-crómio, os aços austeníticos Fe-Cr-Ni-Mo, as ligas de tântalo, nióbio e zircónio, os metais preciosos, as cerâmicas e os materiais poliméricos.

1) Titânio e Titânio-6 Alumínio-4 Vanádio (Ti-6Al-4V)

Este grupo reativo de metais e ligas (com elementos primários de substâncias metálicas do grupo reativo) forma óxidos tenazes no ar ou em soluções oxigenadas. O titânio (Ti) oxida (passiva) em contacto com o ar à temperatura ambiente e com os fluidos normais dos tecidos. Esta reatividade é favorável aos dispositivos de implantes dentários. Na ausência de movimento interfacial ou de condições ambientais adversas, esta condição de superfície passivada (oxidada) minimiza os fenómenos de biocorrosão. Em situações em que o implante é colocado dentro de um local recetor bem ajustado no osso, as áreas riscadas ou desgastadas durante a colocação seriam repassivadas in vivo. Esta caraterística é uma propriedade importante relacionada com a utilização do titânio em implantes dentários. Alguns relatórios demonstram que a camada de óxido tende a aumentar de espessura durante os ensaios de corrosão e que a rutura desta camada é improvável em soluções aeradas.

2) Liga à base de cobalto-crómio-molibdénio

As ligas à base de cobalto são mais frequentemente utilizadas numa condição metalúrgica fundida ou fundida e recozida. Isto permite o fabrico de implantes com desenhos personalizados, tais como estruturas subperiosteais. A composição elementar desta liga inclui o cobalto, o crómio e o molibdénio como elementos principais. O cobalto fornece a fase contínua para as propriedades básicas; as fases secundárias à base de cobalto, crómio, molibdénio, níquel e carbono proporcionam resistência (4 vezes superior à do osso compacto) e resistência à abrasão superficial, o crómio proporciona resistência à corrosão através da superfície de óxido, enquanto o molibdénio proporciona resistência e resistência à corrosão em massa.

3) Ligas à base de ferro-crómio-níquel

As ligas de aço inoxidável cirúrgico (por exemplo, 316 com baixo teor de carbono) têm uma longa história de utilização em dispositivos de implantes ortopédicos e dentários. Esta liga, tal como os sistemas de titânio, é utilizada mais frequentemente em condições metalúrgicas forjadas e tratadas termicamente, o que resulta numa liga de alta resistência e alta ductilidade. A lâmina do ramo, a estrutura do ramo, os pinos estabilizadores (antigos) e alguns sistemas de inserção da mucosa foram fabricados a partir da liga à base de ferro.

4) Outros metais e ligas

Muitos outros metais e ligas têm sido utilizados para o fabrico de dispositivos de implantes dentários. As primeiras espirais e gaiolas incluíam tântalo, platina, irídio, ouro, paládio e ligas destes metais. Mais recentemente, foram avaliados dispositivos fabricados em zircónio, háfnio e tungsténio.

O ouro, a platina e o paládio são metais de resistência relativamente baixa, o que impõe limites à conceção dos implantes.

5) *Cerâmica e carbono*

As cerâmicas são materiais inorgânicos, não metálicos e não polimétricos, fabricados por compactação e sinterização a temperaturas elevadas. Podem ser divididas em óxidos metálicos ou outros compostos. As cerâmicas de óxido foram introduzidas nos dispositivos de implantes cirúrgicos devido à sua inércia à biodegradação, elevada resistência, caraterísticas físicas como a cor e uma condutividade térmica e eléctrica mínima, e uma vasta gama de propriedades elásticas específicas do material. No entanto, em muitos casos, a baixa ductilidade ou a fragilidade inerente resultaram em limitações.

A cerâmica tem sido utilizada em formas a granel e, mais recentemente, como revestimento de metais e ligas.

Os óxidos de alumínio são materiais totalmente óxidos, a granel e à superfície, proporcionando assim vantagens relacionadas com a investigação da interface dos tecidos. Além disso, os estudos incluíram as formas policristalinas (alumina) e monocristalinas (safira) da estrutura do óxido. Foram estabelecidas relações diretas entre os eventos interfaciais de integração de tecidos para óxidos de superfície metálica de titânio e crómio e os sistemas de óxido de alumínio. Foi demonstrado que os revestimentos cerâmicos (Al_2O_3) melhoram a resistência à corrosão e a biocompatibilidade dos implantes metálicos, em particular o aço inoxidável cirúrgico e as ligas Ni -Cr, Cr - Co.

No entanto, estudos em ortopedia alertam para o facto de o revestimento de (Al_2O_3) poder provocar um fenómeno de desmineralização causado pela elevada concentração local de iões de substrato na presença de doenças ósseas metabólicas.

6) Polímeros e compósitos

- Polimetilmetacrilato
- Politetrafluoroetileno
- Polimetileno
- Polisulfona
- Borracha de silicone
- Polipropileno

Em geral, os polímeros têm baixa resistência e módulos elásticos e elevado alongamento até à fratura, em comparação com outras classes de biomateriais. São isolantes térmicos e eléctricos e, quando constituídos como um sistema de elevado peso molecular sem plastificantes, são relativamente resistentes à biodegradação.

Em comparação com o osso, a maioria dos polímeros tem módulos elásticos baixos com magnitudes mais próximas dos tecidos moles.

7) Aumento e substituição óssea:

As cerâmicas de fosfato de cálcio (CaPO4) utilizadas na cirurgia reconstrutiva dentária incluem uma vasta gama de tipos de implantes e, consequentemente, uma vasta gama de aplicações clínicas. As primeiras investigações deram ênfase a partículas sólidas e porosas com composições nominais que eram relativamente semelhantes à fase mineral do osso (CadPO.ibOI I). As propriedades microestruturais e químicas destas partículas eram controladas de modo a obter formas que permanecessem intactas para fins estruturais após a implantação.

As vantagens reconhecidas associadas aos biomateriais cerâmicos de CaPO4 são

1. Composições químicas de elevada pureza e de substâncias semelhantes aos constituintes dos tecidos biológicos normais (cálcio, fósforo, oxigénio e hidrogénio)
2. Excelentes perfis de biocompatibilidade numa variedade de tecidos, quando utilizados como pretendido
3. Oportunidades para criar ligações entre cerâmicas de CaPO4 selecionadas e tecidos duros e moles
4. Condutividade térmica e eléctrica mínima e capacidade de constituir uma barreira física e química ao transporte de iões (por exemplo, iões metálicos)
5. Módulo de elasticidade mais semelhante ao osso do que muitos outros materiais de implante utilizados para implantes de suporte de carga
6. Cor semelhante à do osso, dentina e esmalte
7. Uma base de informação extensa e em evolução relacionada com a ciência, a tecnologia e as aplicações.

Algumas das possíveis desvantagens associadas a estes tipos de biomateriais são

1. Variações nas caraterísticas químicas e estruturais de alguns produtos de implantes atualmente disponíveis
2. Resistências mecânicas à tração e ao corte relativamente baixas em condições de carga de fadiga
3. Forças de fixação relativamente baixas para algumas interfaces entre o revestimento e o substrato
4. Solubilidade variável consoante o produto e a aplicação clínica.
   A estabilidade estrutural e mecânica dos revestimentos em condições de carga in vivo (especialmente tensão e cisalhamento) pode ser variável em função da qualidade do revestimento
5. Alterações das propriedades químicas e estruturais do substrato relacionadas com algumas tecnologias de revestimento disponíveis
6. Expansão das aplicações que, por vezes, excede a evolução da informação científica sobre as propriedades.

A CIÊNCIA DOS IMPLANTES REVESTIDOS A HIDROXILAPATITE

Os revestimentos de hidroxiapatite (HA) foram colocados pela primeira vez em implantes dentários pela CALCITEK, na Califórnia, em 1984, com a convicção de que a ligação bioquímica ou a ligação da HA ao osso aumentaria a taxa de integração e a fixação a longo prazo dos implantes ao osso. A interface osso-implante dos implantes revestidos com HA é denominada BIOINTEGRAÇÃO, definida como uma ligação bioquímica mecanicamente significativa de osso vivo à superfície de um implante que é independente de quaisquer mecanismos mecânicos de interbloqueio e que é identificável ao nível de observação do microscópio eletrónico.

Efeito clínico do revestimento de HA

Um revestimento de HA resulta numa ligação mecanicamente significativa ao osso logo a partir das 4 semanas, quando o implante revestido com HA tem um desenho cilíndrico. A ligação óssea do HA é a interação mais significativa que resulta na estabilidade do implante no osso. Quando um implante com caraterísticas retentivas é revestido, os maiores benefícios mecânicos são apresentados durante as primeiras 4 semanas, em resultado da ligação do osso à HA. Os dispositivos revestidos com HA têm mais osso na superfície dos implantes em períodos de tempo mais precoces em comparação com os implantes de titânio não revestidos. A qualidade do revestimento de HA utilizado está positivamente relacionada com a integridade a longo prazo e, presumivelmente, com o sucesso do implante.

HA REVESTIDO	**NÃO REVESTIDO**
Maior superfície de implante ósseo	Menor contacto com a superfície do
Biointegrado mecanicament e	Adaptação estreita e osteointegrada do osso ao titânio
Elevada taxa de integração (99,5%)	Taxa de integração mais baixa

Menos sensível à técnica, pode integrar-se em sítios soltos	Elevado grau de sensibilidade técnica
Melhoria da cicatrização em enxertos ósseos imediatos com HA	Cicatrização mais difícil, demonstrada por uma menor taxa de integração dos enxertos
Dissolução do revestimento (biológico)	Não aplicável

Comparação de implantes revestidos com HA com implantes não revestidos

A CIÊNCIA DOS IMPLANTES REVESTIDOS A PLASMA

A razão para o revestimento por plasma é produzir uma superfície de implante rugosa que melhora consideravelmente o poder de ancoragem do implante no osso. O processo funciona da seguinte forma: um gás inerte é soprado através de um arco elétrico intenso e o material de revestimento, neste caso o hidreto de titânio, é introduzido no gás extremamente quente imediatamente a jusante do arco. O gás inerte é decomposto em iões e electrões no arco; este estado é descrito como plasma. O hidreto de titânio decompõe-se no fluxo de gás e forma gotículas de moléculas fundidas que são projectadas na superfície do implante para formar um revestimento. A camada tem normalmente uma espessura de 20-30 p com uma rugosidade de cerca de 15 pm. A superfície do revestimento é rugosa com formas arredondadas, embora altamente porosa, mas contínua. O revestimento de plasma melhora a osseointegração na interface implante-osso.

CONSIDERAÇÕES SOBRE O TRATAMENTO

Idade do doente

A idade dos pacientes é uma consideração importante, uma vez que os implantes são problemáticos quando inseridos em crianças em crescimento pelas seguintes razões

1. A utilização de implantes na maxila anterior está contra-indicada devido à possibilidade de abertura da sutura palatina média,
2. A reabsorção na parte posterior do maxilar resultante de alterações de crescimento pode levar à exposição do implante no seio.
3. O aspeto posterior da mandíbula continua a sofrer alterações de crescimento em todos os planos de espaços e, como tal, a colocação definitiva de implantes nesta área seria difícil de estimar.

Dentes- Número e condições existentes-

1. tamanho, forma e diâmetro da dentição existente
2. Angulações dos dentes e das raízes e sua proximidade
3. Mais de 1,5 mm de espaço entre o implante e os dentes naturais

Periodonto

Suporte ósseo - *Qualidade - O melhor é o osso cortical compacto espesso com núcleo de osso esponjoso trabecular denso*

Quantidade - 6 mm de largura vestibular - lingual com volume de tecido suficiente

Problemas mucogengivais - *É necessário um volume suficiente*

As alturas dos tecidos moles de <2 mm ou > 4 mm podem constituir um desafio

Higiene oral - *Importante antes e depois da colocação de implantes*

Manifestações sistémicas

1. Os diabéticos estão predispostos a atrasar a cicatrização

2. Hábitos destrutivos - o tabagismo é contraindicado para a colocação de implantes, uma vez que se verifica um atraso ou uma cicatrização inadequada dos tecidos e da osteointegração

Análise radiográfica-

Patologia periapical

Regiões radiopacas/radiolúcidas acima da região alveolar inferior ou abaixo do seio maxilar

Espaço adequado acima do IAN ou abaixo do seio maxilar

O implante deve ser colocado a um mínimo de 2 mm do canal alveolar inferior ou abaixo do seio maxilar

Área inter-radicular adequada

Qualidade e quantidade dos ossos

INDICAÇÕES E CONTRA-INDICAÇÕES DOS IMPLANTES:

Indicações para implantes em ortodontia

Para retrair e alinhar dentes anteriores sem suporte posterior

Para fechar espaços edêntulos em locais de extração de primeiros molares

Intrusão ou extrusão de dentes

Prolongar ou retrair os dentes de uma arcada

Para estabilizar dentes com suporte ósseo reduzido

Para tração ortopédica

Implante para distração osteogénica

Contraindicação para a terapia com implantes

Contraindicação absoluta

Doença sistémica grave, por exemplo, osteoporose

Doenças psiquiátricas, por exemplo, psicoses dismorfofobia

Alcoólicos toxicodependentes

Contra-indicações relativas

Volume insuficiente de osso

Má qualidade óssea

Doentes submetidos a radioterapia

Diabetes insulino-dependente

Fumadores pesados

APLICAÇÃO DE IMPLANTES EM ORTODONTIA:

Apenas como fonte de ancoragem (ancoragem indireta)

a. **Ortopedia Anchorage**

- Expansão maxilar

- Efeitos semelhantes aos de um arnês

b. **Anchorage dentário**

Encerramento de espaços em dentes anteriores

Intrusão de dentes posteriores

Distalização

c. **Em conjunto com a reabilitação protética (ancoragem direta).**

<u>CORRECÇÃO ORTOPÉDICA COM IMPLANTES-</u>

i) *Protracção do maxilar*

ii) *Expansão do maxilar*

No entanto, estes foram efectuados em estudos experimentais.

i) Protracção Maxilar-

Smalley et al, em 1988, utilizaram implantes Branemark na maxila, zigoma, ossos orbitais e occipitais de macacos. Foi aplicada uma força de 600 gm nos ossos maxilar e zigomático. Foi observado um alargamento de 12 mm na sutura zigomaticomaxilar e de 16 mm na sutura zigomaticotemporal. As alterações dentárias observadas foram uma alteração de 5-7 mm no overjet. No entanto, a inclinação dentária também ocorreu juntamente com a protracção do esqueleto.

ii) Implantes para expansão do esqueleto -

Em 1995 - Movassaghi et al testaram a expansão da sutura frontonasal em coelhos a partir de um dispositivo de parafuso de titânio implantado. As placas foram colocadas em posição frontal e nasal

ossos. Após 4 semanas de cicatrização, foi aplicada uma força de 55 gm. A força foi aplicada durante 5 semanas e registou-se um aumento significativo do crescimento de 6 mm na região frontonasal.

sutura foi vista.

Em 1997, Andrew Parr et al realizaram experiências de expansão nasal média com parafusos endósseos de titânio. Dividiram a amostra em 3 grupos - 1 de controlo e 2 grupos experimentais. Foram aplicadas forças de carga de 1 N e 3N nos dois grupos experimentais. Os seus resultados mostraram uma estabilidade de 92% dos implantes. Expansão sutural

de 5,2 mm e 6,8 mm, respetivamente, foram observados nas categorias de carga de

1N e 3N. As taxas de aposição mineral e de formação óssea foram significativamente mais elevadas no grupo experimental. O grupo 3N mostrou uma maior expansão, mas isto não afectou a taxa de formação óssea através da sutura.

IMPLANTE ENDÓSSEO

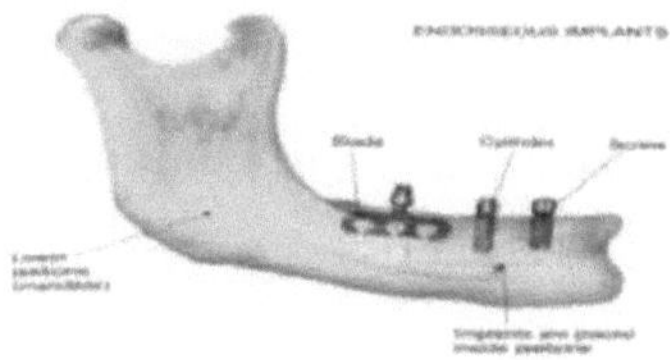

Fig. 7: Implante endo-ósseo

Implantes para ancoragem dentária

a) Implantes para intrusão de dentes: Creekmore, em 1983, publicou um relato de caso de utilização de um implante de vitallium para ancoragem, durante a intrusão dos dentes anteriores superiores. O parafuso de vitallium foi inserido logo abaixo da espinha nasal anterior. Após um período de descarga de 10 dias, um fio elástico foi amarrado da cabeça do parafuso ao fio da arcada. No espaço de um ano, foi demonstrada uma intrusão de 6 mm e um torque lingual de 25.

Outro estudo efectuado por Southard em 1995 comparou o potencial de intrusão dos implantes com o dos dentes (âncoras dentárias). Os implantes de titânio foram colocados na área do 4º pré-molar extraído em cães, seguido de um período de descarga de três meses. Depois, foi aplicada uma força intrusiva de 50-60 gm através de uma curva em 'V'. Este facto foi comparado com o potencial intrusivo dos dentes do outro lado, utilizando a mesma mecânica. No final da experiência, não se observou qualquer movimento do implante, ao passo que, do outro lado, o dente que actuava como unidade de ancoragem inclinou-se severamente. Por conseguinte, os implantes são definitivamente superiores aos dentes que actuam como unidades de ancoragem.

b) Implantes para encerramento de espaços

Eugene Roberts efectuou uma extensa investigação relacionada com a utilização de implantes retromolares para ancoragem ortodôntica. O primeiro ensaio clínico foi realizado num adulto, em que um local de extração atrófico tinha de ser fechado. Foi desenvolvido um implante especial com 3,8 mm de largura e 6,9 mm de comprimento, que foi colocado na área retromolar. Foi utilizado um fio SS 0.021" X .025" para ancoragem do parafuso à volta do pré-molar

suporte. Nas fases iniciais, este fio também ajudou no nivelamento, como mostra a figura 13. Os espaços de extração foram fechados com forças tanto do lado vestibular como do lado lingual (activando a arcada lingual). O pré-molar foi impedido de se mover para distal com a ajuda de um fio 0.021 X .025" que actuou como ancoragem. A modificação desta técnica, sugerida por ele em 1994, inclui a utilização de um fio TMA .019" X.025". Este fio é designado por fio de ancoragem. Embora os implantes retromolares popularizados por Eugene Roberts sejam muito eficazes na preservação da ancoragem, sofrem de alguns inconvenientes, o que, por sua vez, tem dificultado a sua aceitação na prática clínica de rotina.

DESVANTAGEM DO IMPLANTE ENDÓSSEO

As limitações importantes são:

a) O volume do implante e, por conseguinte, a impossibilidade de o colocar nas zonas interdentárias.

b) Implica um procedimento em duas fases e, por conseguinte, um longo período de espera antes da colocação do implante

c) As limitações anatómicas - como dentes em erupção, canal nervoso, etc. - também contribuem para a sua utilização mínima

d) Custo dos implantes - Estes são os implantes de forma radicular utilizados para a substituição de dentes e, por conseguinte, muito caros.

Estes factores tornaram imperativo o desenvolvimento de implantes mais recentes, adaptados especificamente para utilização ortodôntica e, a partir de 1995, foram desenvolvidos mais de 10 sistemas deste tipo

foram introduzidos.

IMPLANTE SUBPERIOSTEL

A PLANTA

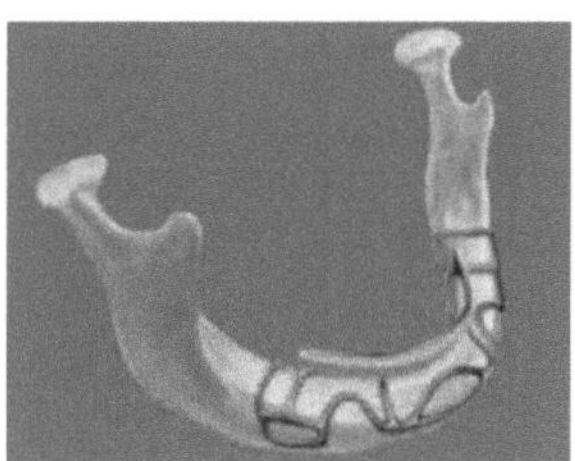

Fig. 8: Sobre a planta

Este é um exemplo clássico de um implante subperiosteal em Ortodontia. Desenvolvido por Block e Hoffman em 1995, este sistema consiste num disco circular de 8-10 mm de diâmetro com uma provisão para pilares no centro da superfície superficial. Estes pilares permitiriam ao ortodontista efetuar o movimento dentário contra o Onplant. A superfície inferior deste disco de titânio é texturada e revestida com hidroxiapatite (HA). A HA, sendo bioactiva, ajuda a estabilizar o implante, melhorando a integração com o osso. A espessura média (altura) do implante é de 3 mm.

Método de colocação:

O Onplant é colocado por um cirurgião através de um procedimento especializado conhecido como

Tunelização. Após efetuar uma incisão na região posterior do palato, é criado um retalho em túnel subperiosteal que se estende até ao local pretendido, utilizando um elevador. Tem-se o cuidado de posicionar o Onplant o mais próximo possível da linha média. O Onplant não é perturbado durante um período de 3-4 meses para permitir a bio-integração. Posteriormente, a superfície superficial do Onplant é exposta com uma trefina e o pilar pretendido é então enfiado.

Estudos sobre Onplant:

Foram efectuados estudos exaustivos em animais sobre o Onplant. Estes estudos apontam para a

O facto de os Onplant se biointegrarem e poderem tolerar uma força máxima de 161 lbs. Block e Hoffman sugerem ainda que estes Onplant poderiam ser utilizados não só para ancoragem dentária, por exemplo: retração de anterios ou distalização de posteriores, mas também para tração ortopédica. Os ensaios em humanos são, no entanto, limitados.

Desvantagens da Onplant:

a) Um longo período de espera antes da aplicação da força ortodôntica

b) Intervenção cirúrgica excessiva - São necessárias duas cirurgias após a colocação do Onplant; uma para descobrir o parafuso de cobertura do Onplant e a outra para remover o próprio Onplant após o tratamento ortodôntico.

c) Fator de custo

IMPLANTE ÓSSEO

Os implantes ósseos são aqueles que são colocados em osso denso, como o zigoma, a área do corpo e do ramo ou as áreas palatinas médias. Os sistemas de implantes desta categoria são os seguintes

-Sistema de ancoragem esquelética,

- O sistema suportado por implantes Graz - O sistema de ancoragem Zygoma.

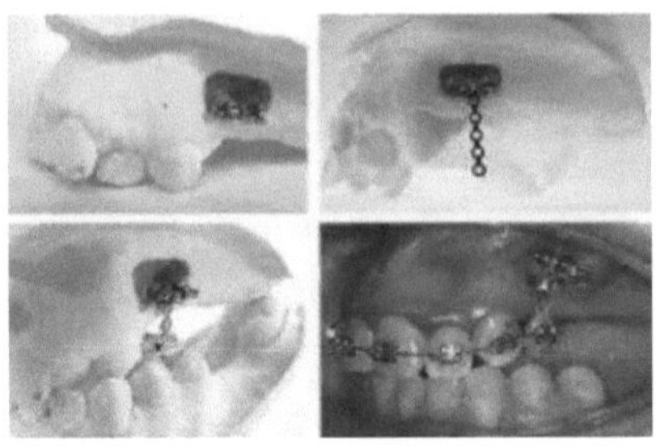

Fig. 9: Implantes ósseos

Umemori e Sugawara desenvolveram o SKELETAL ANCHORAGE SYSTEM.

Conceção de aparelhos

Consiste essencialmente em miniplacas de titânio, que são estabilizadas na maxila ou na mandíbula com parafusos. As primeiras destas miniplacas eram as miniplacas cirúrgicas convencionais, que são utilizadas pelos cirurgiões orais para uma fixação rígida. As versões mais recentes destas miniplacas foram modificadas para a fixação de molas ortodônticas elastoméricas ou helicoidais.

Estão disponíveis diferentes designs de miniplacas e este facto oferece alguma versatilidade na colocação dos implantes em diferentes locais. As miniplacas em forma de "L" têm sido

Os parafusos de fixação da mini-placa são os mais utilizados, enquanto os parafusos em forma de "T" foram propostos para utilização na intrusão de dentes anteriores. Os parafusos utilizados para fixar a miniplaca têm normalmente 2-2,5 mm de diâmetro.

Método de colocação-

As miniplacas de titânio foram implantadas após uma anestesia local com sedação intravenosa. Primeiro, foi feita uma incisão mucoperiosteal no vestíbulo bucal diretamente sob o primeiro ou segundo molar inferior. O retalho mucoperiosteal foi então elevado, e a superfície do osso cortical na região apical do molar foi exposta. Uma miniplaca em forma de L foi ajustada para se adaptar ao contorno de cada superfície óssea cortical e foi fixada por parafusos ósseos (comprimento, 5 mm ou 7 mm) com o braço longo exposto à cavidade oral a partir da ferida incisada (existem dois orifícios no braço longo da miniplaca; o orifício exposto será utilizado para receber diretamente a força intrusiva). Todas as miniplacas foram transfixadas na região do vestíbulo bucal. A carga foi efectuada após a cicatrização da ferida.

APLICAÇÃO CLÍNICA

Vantagem das miniplacas:

A forma da miniplaca pode ser ajustada ao tipo de movimento dentário: intrusão de molares, intrusão de incisivos, distalização ou protracção de dentes, etc., e à espessura do osso do paciente A posição da placa pode ser ajustada durante o tratamento Pode ser colocada sem destruir os dentes ou o osso. As placas de ancoragem são colocadas monocorticalmente no rebordo da abertura piriforme, nos contrafortes zigomáticos e em qualquer região da cortical mandibular. As placas de ancoragem funcionam como o Onplant e os parafusos funcionam como o implante, o SAS permite a ancoragem rígida que resulta dos efeitos de osseointegração tanto nas placas de ancoragem como nos parafusos. Todas as porções das placas de ancoragem e dos parafusos são colocadas fora da dentição maxilar e mandibular; o SAS não interfere com o movimento dentário

Distalização de molares - É possível distalizar os molares inferiores com placas de ancoragem colocadas na borda anterior do ramo mandibular ou do corpo mandibular. A distalização dos molares inferiores permite ao clínico corrigir mordidas cruzadas anteriores, apinhamento dos incisivos inferiores e assimetria dentária mandibular sem extrair pré-molares com a distalização de um único molar. A extração dos terceiros molares é feita para criar o espaço para a distalização dos molares. Depois de os segmentos vestibulares estarem nivelados e alinhados, é colocado um fio rígido. As placas de ancoragem em forma de L são colocadas na borda anterior do ramo mandibular. De seguida, as bandas ou brackets dos primeiros molares são retirados e é aplicada uma força de retração aos segundos molares com uma mola helicoidal aberta. Para evitar os efeitos colaterais da mola helicoidal recíproca, os primeiros pré-molares devem ser firmemente ligados com placas de ancoragem. Após a distalização dos segundos molares, a distalização dos primeiros molares é efectuada com o mesmo procedimento.

Distalização em massa de todos os segmentos vestibulares - A força retractiva direta é aplicada das placas de ancoragem aos primeiros pré-molares para realizar a distalização em massa dos segmentos vestibulares. Módulos elásticos ou molas helicoidais fechadas de níquel-titânio geralmente fornecem a força ortodôntica de retração.

Intrusão do molar inferior para correção da mordida aberta - ***A intrusão dos molares inferiores foi conseguida com a aplicação de uma força ortodôntica elástica nos***

SAS. O torque lingual da coroa foi aplicado nos molares inferiores com o arco lingual de precisão de Burstone para evitar a dilatação vestibular durante a intrusão.

VANTAGEM DO SAS-

O SAS permite que o movimento dentário seja controlado tridimensionalmente, para que os objectivos do tratamento possam ser alcançados, mesmo quando a quantidade de movimento dentário necessário é superior à largura mesiodistal dos pré-molares.

SAS, nem sempre é necessário extrair o primeiro ou segundo pré-molares inferiores, mesmo em pacientes com apinhamento moderado a severo.

A relação molar em pacientes com relações molares de Classe III simétricas ou assimétricas pode ser corrigida sem a necessidade de extrair pré-molares inferiores.

SISTEMA DE FIXAÇÃO DO ZIGOMA-

Hugo De Clerck e Geerinckx, da Bélgica, introduziram este sistema em 2002.

Conceção de aparelhos-

A parte superior da Âncora Zigomática é uma miniplaca de titânio com três orifícios, ligeiramente curvada para encaixar no bordo inferior do contraforte zigomaticomaxilar. Uma barra redonda, com 1,5 mm de diâmetro, liga a miniplaca e a unidade de fixação. Um cilindro na extremidade da barra tem uma ranhura vertical, onde um fio auxiliar com um tamanho máximo de .032" X .032" pode ser fixado com um parafuso de bloqueio.

A placa é fixada acima das raízes dos molares por três mini-implantes de titânio autoroscantes, cada um com um diâmetro de 2,3 mm e um comprimento de 5 mm ou 7 mm. Os mini-parafusos não precisam de ser jacteados, gravados ou revestidos. Os orifícios quadrados no centro das cabeças dos parafusos acomodam uma chave de parafusos para a colocação inicial, enquanto os orifícios exteriores pentagonais são utilizados para remover os parafusos no final do tratamento.

Método de colocação:

Para colocar a âncora, é efectuada, sob anestesia local, uma incisão em forma de L, que consiste numa incisão vertical mesial à crista inferior do pilar zigomaticomaxilar e numa pequena incisão horizontal no limite entre a gengiva móvel e a gengiva aderente. O mucoperiósteo é elevado e a parte superior da âncora é adaptada à curvatura da crista óssea. São efectuados três orifícios com um diâmetro de 1,6 mm cada, e a Zygoma Anchor é fixada com os três mini-parafusos. O cilindro deve penetrar na gengiva aderente, à frente da furca das raízes dos primeiros molares, num ângulo de 90° em relação à superfície do osso alveolar. A miniplaca é coberta pelo mucoperiósteo e suturada com pontos reabsorvíveis.

APLICAÇÃO CLÍNICA-

As forças ortodônticas podem ser aplicadas à âncora imediatamente após a implantação. Para ligar a Âncora Zygoma aos dentes anteriores, foi concebido um braço de força rígido para encaixar na grande ranhura vertical de um braquete de canino. O gancho na extremidade do braço de força está situado ao nível do centro de resistência do canino. Entre o braço de força no canino e a Zygoma Anchor, foi fixada uma mola de níquel titânio com uma força de 50-100g, de modo a que a direção da força seja paralela ao fio principal.

VANTAGEM -

Os mini-implantes são suficientemente pequenos para serem colocados entre as raízes dos dentes no osso alveolar. A ligação de dois ou mais mini-parafusos permite neutralizar as forças de reação ortodôntica. O procedimento cirúrgico é simples porque os parafusos são colocados diretamente através da gengiva, sem retalho mucoperiosteal, e podem ser carregados imediatamente após a inserção. Os mini-parafusos podem ser utilizados na região anterior ou posterior e fixados com elásticos ou molas helicoidais ao aparelho fixo para ancoragem direta. A ancoragem pode ser adaptada às necessidades de tratamento em diferentes partes da arcada dentária. O ZAS utiliza três mini-implantes, aumentando a ancoragem total em relação a outros tipos de implantes. O ponto de aplicação das forças ortodônticas é levado até ao nível da furca das raízes dos primeiros molares superiores. A ranhura vertical com o parafuso de bloqueio permite a fixação de um fio auxiliar, que pode afastar o ponto de aplicação de forças da âncora.

DESVANTAGEM-

A principal desvantagem destes parafusos é a sua proximidade às raízes, que podem ser danificadas durante a colocação dos parafusos ou quando os dentes adjacentes são deslocados.

IMPLANTE ORTOSSISTEMA

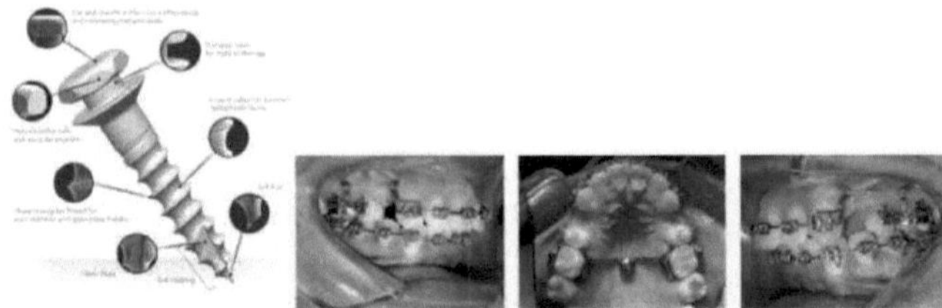

Fig. 10: Implante Orthosystem

Desenvolvido por Wehrbein, trata-se de um implante de parafuso de titânio com um diâmetro de 3,3 mm inserido no palato mediano ou nas regiões retromolares da mandíbula ou da maxila. Os implantes são tratados superficialmente com jato de areia e ataque ácido para reduzir a fim de melhorar a integração. Estão disponíveis em dois tamanhos, com 4 mm e 6 mm de comprimento. Foi sugerido um período de espera de 8 semanas antes de aplicar forças sobre este implante.

PÊNDULO SUPORTADO POR IMPLANTE DE GRAZ-

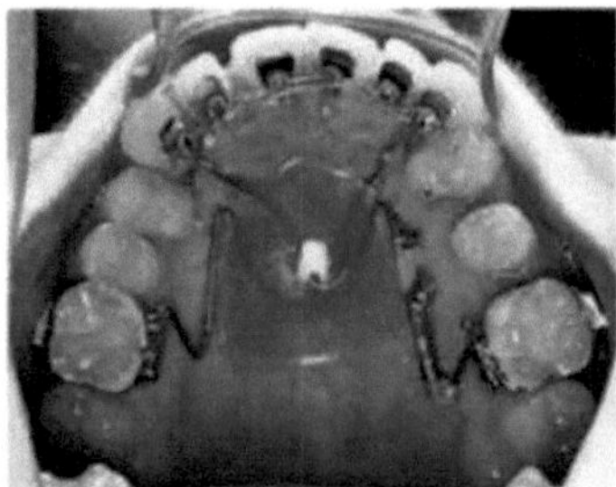

Fig. 11 : Pêndulo suportado por implante de Graz

Sistema suportado por implantes de Graz, introduzido por Karcher e Byloff, este sistema de ancoragem consiste numa miniplaca de titânio modificada, com provisão para quatro mini-implantes e dois cilindros de forma oval. Este sistema foi utilizado principalmente como suporte para o botão de Nance de um aparelho pendular no palato. Este sistema pode ser carregado em 2 semanas para distalizar e ancorar os primeiros e segundos molares superiores.

Design de electrodomésticos

É constituída por uma placa cirúrgica simples (15 X 10 mm). Dois cilindros (10 mm de comprimento e 3,5 mm de diâmetro) são soldados em ângulo reto ao centro da placa. A placa é fixada ao osso palatino através de quatro mini-parafusos de titânio com 5 mm de comprimento. Os 2 cilindros perfuram a mucosa palatina para entrar na cavidade oral. Todo o dispositivo de ancoragem é construído em 100% titânio. Não são colados fios auxiliares nos pré-molares,

tornando o GISP amovível. Na parte palatina do corpo de resina existem 2 ranhuras cilíndricas que correspondem aos 2 cilindros. O sistema baseia-se num princípio telescópico:

as 2 ranhuras do pêndulo amovível (RP) são colocadas sobre os 2 cilindros fixos do implante.

APLICAÇÕES CLÍNICAS

Colocação cirúrgica e procedimento ortodôntico-

O cirurgião expõe a parte anterior do palato para a inserção da placa de ancoragem, preparando um retalho mucoperiosteal. Se os terceiros molares forem removidos ao mesmo tempo, o procedimento é efectuado sob anestesia geral. A placa de titânio com os 2 cilindros é fixada ao palato ósseo na zona palatina mediana através de quatro mini-parafusos de titânio com 5 mm de comprimento. A placa pode ser posicionada de modo a que os cilindros fiquem posicionados mesiodistalmente ao longo da sutura palatina, ou um à direita e outro à esquerda (ou seja, rodados 90 graus). A área é então coberta novamente com o retalho, que foi incisado para permitir a passagem dos 2 cilindros. Após 1 a 2 semanas de cicatrização, é efectuada uma impressão da arcada maxilar e do palato, e é feito um modelo de gesso da maxila e dos cilindros de titânio. O AP amovível é fabricado em laboratório e depois colocado nos 2 cilindros na boca do paciente. As molas da TMA são activadas por via extra-oral antes da inserção para gerar aproximadamente 250 g de força num ângulo de 45 graus. O RP é então deslizado para os 2 cilindros, e as 2 molas TMA são introduzidas nas bainhas linguais dos primeiros molares superiores. Ao mesmo tempo, um fio seccional redondo de aço inoxidável de 0,020 polegadas é inserido nos tubos do primeiro e segundo molares. Uma bobina de pressão de liga de níquel-titânio (Ni-Ti) distaliza o segundo molar com aproximadamente 100 g de força. Quando o segundo molar estiver suficientemente distalizado, a força da bobina de pressão é reduzida até ficar pouco ativa. A mola TMA do RP é então mais forte do que a bobina de pressão passiva entre o primeiro e o segundo molar. Desta forma, o primeiro molar é movido mais eficazmente para distal, uma vez que a força da força de distalização se concentra principalmente nele, enquanto o segundo molar é mantido na posição desejada.

Vantagens dos implantes ósseos

Os implantes ósseos, especialmente os desenhos de miniplacas, oferecem ao ortodontista uma boa hipótese de sucesso na realização de movimentos dentários complexos, como a intrusão de molares. A verdadeira intrusão dos molares superiores e inferiores, em casos de mordida aberta anterior moderada, converte um caso ortognático limite num caso ortodôntico. Esta nova área emergente de aplicação de implantes foi designada por ***"Ortodontia Ortognática".***

***limitações dos implantes ósseos**:*

Desvantagem

a) Necessitam de uma cirurgia bastante complexa e, por conseguinte, têm de ser colocados por um cirurgião.

b) As probabilidades de infeção são maiores do que as dos implantes de parafuso.

c) A sua remoção é tão difícil como a sua colocação.

IMPLANTES INTERDENTÁRIOS-

Estes implantes são implantes endósseos mas de menor diâmetro, o que permite a colocação em áreas interdentárias. Dependem mais da retenção mecânica do que da osseointegração completa. São preferidos aos implantes retromolares devido a

pelos seguintes motivos:

a) A colocação é muito simples e pode ser efectuada sob anestesia local

b) Parecem ser tão eficazes na resistência às forças como os implantes de raiz maior

c)

d) Podem ser utilizados para efetuar todos os tipos de deslocações dentárias e

e) A remoção é um procedimento sem intercorrências.

MINIIMPLANTE-

RyuzoKanomi introduziu o mini-implante em 1997

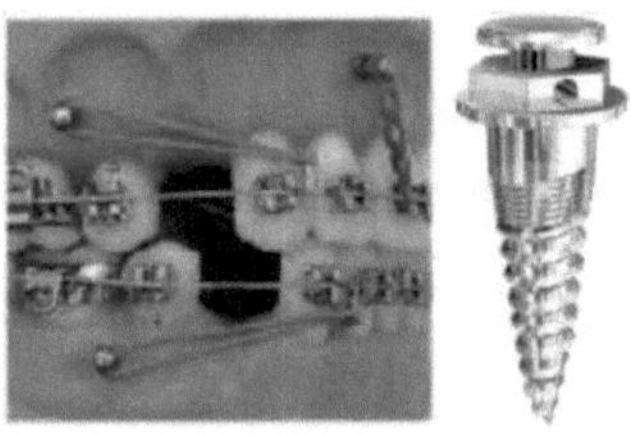

Fig.12: Mini

Método de colocação-

Após a reflexão do retalho mucoperiosteal e o desnudamento do osso, utilizou-se uma broca redonda de 2 mm para fazer um fosso de 1,5 mm. Broca piloto utilizada para entrar no osso à mesma distância que o comprimento do mini-implante. O mini-implante é inserido com a chave de parafusos que o acompanha. O local do implante foi suturado. Tecido gengival exposto por cima do mini-implante. Punção da mucosa utilizado para remover os tecidos moles que rodeiam a cabeça do mini-implante Placa óssea de titânio com dois orifícios fixada à cabeça do mini-implante e ligada ao suporte com fio de ligadura. Após quatro meses, o implante é colocado em carga.

APLICAÇÃO CLÍNICA-

Os implantes dentários convencionais têm 3,5-5,5 mm de diâmetro e 11-21 mm de comprimento.

O mini-implante tem apenas 1,2 mm de diâmetro e 6 mm de comprimento, o que o torna muito mais útil em aplicações ortodônticas. É utilizado para tração horizontal se for colocado no rebordo alveolar. O parafuso é inserido entre as raízes mesial e distal de um molar para a intrusão de molares é colocado no palato, para fornecer ancoragem para a distalização de molares. Pode ser utilizado na osteogénese de distração, com o implante colocado intra-oralmente em vez de extra-oralmente.

VANTAGEM DA MINI-PLANTA

a) Suficientemente pequeno para ser colocado em qualquer área do osso alveolar, mesmo no osso apical.

b) O procedimento cirúrgico deve ser suficientemente fácil para ser efectuado por um ortodontista ou por um dentista geral e suficientemente pequeno para permitir uma cura rápida.

c) O implante deve ser facilmente removível após tração ortodôntica.

MICROIMPLANTE-

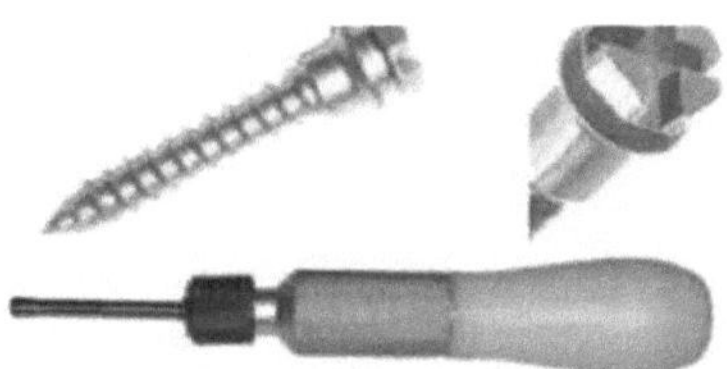

Fig. 13: Micro implante

Local para colocação de microimplantes

Na maxila

O micro implante pode ser utilizado tanto na maxila como na mandíbula. Podem ser utilizadas várias zonas do maxilar para a inserção. Uma localização é a superfície inferior da *espinha nasal anterior,* onde o micro implante pode ser utilizado para a proclinação dos incisivos. A localização também pode ser a do implante e do Onplant na *sutura palatina mediana,* tirando partido da densidade e altura da crestanasalis, onde a estrutura óssea é suficientemente densa para a retenção do implante. A posição antero-posterior pode variar ligeiramente em função da anatomia individual.

A orientação pode igualmente variar entre uma direção quase vertical e uma direção anterior oblíqua. É, no entanto, importante evitar o canal incisal e, quando situado anteriormente, o mini-implante deve ser inserido a uma ligeira distância da linha média ou mais posteriormente. Nesta posição, o microimplante pode proporcionar uma ancoragem direta para a retração e intrusão de incisivos alargados e sobreerupcionados. A ancoragem neste local também tem sido utilizada para o movimento mesial simétrico dos dentes laterais, quando os dentes anteriores poderiam servir de ancoragem. Indiretamente, este local também pode ser utilizado para consolidar a ancoragem de mini-dentes com os dentes que estão a servir de ancoragem, mas que oferecem muito pouca resistência. Outra localização é na *crista infrazigomática*. O nível e a direção podem variar consoante a anatomia individual. A partir desta posição, o fio zigomático e o implante podem fornecer ancoragem para retração e intrusão dos dentes anteriores. Além disso, os parafusos podem ser colocados de forma a servirem de ancoragem para a intrusão de molares que tenham irrompido em excesso, secundariamente à extração dos dentes oclusivos. A força exercida com uma ancoragem de microimplante resultará em intrusão e inclinação vestibular, embora esta última possa ser evitada com a utilização de um aparelho lingual com um ponto.

Em Mandíbula;

São sugeridas três localizações diferentes para utilização na mandíbula.

Roberts et al colocaram rotineiramente microimplantes na *posição retromolar* e estabeleceram uma ancoragem satisfatória para o movimento mesial dos molares, evitando assim a retração dos dentes anteriores no caso de encerramento do espaço após a extração do primeiro molar. Roberts et al. também utilizaram esta posição para neutralizar a força eruptiva gerada em molares com ponta mesial verticalizada. Uma segunda localização é dentro de áreas edêntulas do *processo alveolar*. O objetivo aqui seria mover um único dente sem interferir com a restante dentição. O micro implante pode ser inserido lateralmente na região de molares e pré-molares e pode servir de ancoragem para o movimento vertical e/ou transversal de dentes laterais, molares e pré-molares. Na região anterior da mandíbula os parafusos podem ser inseridos na *sínfise* para serem utilizados como ancoragem para intrusão e protracção dos incisivos mandibulares. Um mini-parafuso nesse local pode ser útil como ancoragem indireta, consolidando com uma ancoragem dentária, como indicado por Kanomi.

Determinação do local de colocação do parafuso

Natureza da deslocação dentária necessária

A direção da força deve ser em ângulo reto em relação ao implante - não axial

Profundidade óssea no local selecionado

Proximidade das estruturas anatómicas das raízes

Normalmente, uma estimativa clínica é adequada

Em caso de dúvida, é possível planear com o raio X da IOPA

Índice Radiográfico

Altura da crista óssea

Comprimento da raiz

Angulação dos dentes

Implante cirúrgico Index-

Preparar um gabarito em acrílico de cura a frio para encaixar as superfícies oclusais dos dentes adjacentes com fios ortodônticos de 0,9 mm ss. Marcar o local provável no tecido mole com um marcador indelével azul de metileno ou um ponto de sangramento Alinhar a ponta do fio do gabarito neste ponto. Fazer uma radiografia IOPA com o gabarito para determinar a adequação do local.

Medir a espessura do tecido mole no local do implante

Se houver tecido solto, é necessário efetuar uma incisão

Em tecido firme é possível perfurar o tecido

A quantidade de tecido no palato ajudará a decidir o comprimento do implante

Procedimento para a colocação de microimplantes

Anestesia para colocação de implantes

Infiltração local suave geralmente adequada

É necessária anestesia dos tecidos moles

Dor apenas se a broca se aproximar das raízes

Pode ser imediatamente redireccionado

A espessura da mucosa palatina pode ser verificada com uma agulha

Incisão cirúrgica-

Se o tecido for mole e móvel, uma incisão cirúrgica de 5 mm para evitar o enrolamento do tecido

A broca pode ser utilizada para penetrar na mucosa, na gengiva e no osso diretamente em tecido firme

Preparação do local cirúrgico

Utilizar um berbequim de 1,5 mm

Verificar a existência de oscilações / ajuste estanque essencial para a retenção mecânica

Refrigerante de água para evitar traumatismos térmicos do osso do violoncelo

Velocidade 30-200 rpm

Inserção de micro implantes

Utilizar uma chave de fendas de baixa velocidade para encaixar o parafuso no local

Angulações do implante críticas para o sucesso

Os implantes maxilares necessitam de uma angulação de 30-40 em relação ao longo eixo dos dentes para vestibular e palatino

Aumentar a superfície de contacto entre o parafuso e o osso

Melhorar a retenção

Reduzir o risco de atingir a raiz

O implante mandibular necessita de 10 a 20 angulações

Maior densidade cortical

Posicionamento final do implante

Utilizar uma chave de fendas manual comprida

Sensibilidade clínica a qualquer resistência

Poderá ser necessário retirar o implante e mudar de direção no caso de encontrar raízes

Carga imediata de implantes

Evita o micro movimento

Estabiliza o implante

Micro implantes Considerações biomecânicas

Carga não axial

Direção da força em ângulo reto

Cabeça para facilitar a fixação

Mais longo do que o convencional Parafuso ósseo

Momentos maiores na cabeça do implante

Estabilidade dos microimplantes-

Sem perda óssea perimplantar devido a carga mecânica.

Carga lateral - aumenta a densidade do osso periimplantar

Carga não axial até 500gms - osteointegração

A Ancoragem de Micro-implantes (MIA) é um sistema de implantes personalizado desenvolvido por uma equipa

do ortodontista coreano. Trata-se de implantes de pequeno diâmetro, que podem ser colocados interdentalmente no sulco bucal ou nas áreas interdentais palatinas[32] . Os parafusos estão disponíveis em diferentes comprimentos e diâmetros. Os implantes maxilares são mais compridos do que os mandibulares, devido à diferença na espessura do osso cortical.

Os micro-implantes são feitos de titânio e o procedimento da sua colocação é semelhante ao dos implantes Aarhus. Em zonas de mucosa móvel, como a mucosa bucal

Na arcada maxilar, tem sido sugerido que os implantes sejam colocados diretamente, sem a realização de uma incisão. A broca piloto é normalmente 0,2-0,3 mm mais pequena do que o tamanho de implante pretendido e é perfurada a uma velocidade lenta. Os implantes são colocados num ângulo de aproximadamente 45° em relação ao longo eixo dos dentes maxilares e 10° em relação aos dentes mandibulares para assegurar uma retenção óptima, aumentando a área de contacto entre o implante e o osso adjacente[44] .

APLICAÇÃO CLÍNICA-

Molar verticalizado-

Um micro-implante (1,2mm de diâmetro, 8mm de comprimento) foi colocado na área retromolar distal ao segundo molar, e um fio de ligadura foi estendido para fora para aplicação de força elastomérica. Para evitar danos à raiz, apenas 50g de força ortodôntica foi aplicada. O molar foi verticalizado após oito meses de tratamento, e um braquete foi colado a ele para posterior movimentação

Foi colocado um micro-implante (1,2 mm de diâmetro, 12 mm de comprimento) na tuberosidade maxilar. (Não é necessário efetuar uma incisão na gengiva anexa para colocar o implante). Foi utilizado um micro-parafuso mais longo do que na área retromolar inferior, porque o osso cortical é muito mais fino na arcada maxilar do que na arcada mandibular. Após duas semanas de cicatrização, foram aplicadas 70g de força entre o microparafuso e as presilhas linguais nas superfícies vestibular e lingual do segundo molar. Quatro meses depois, o segundo molar apresentava uma verticalização considerável.

PARAFUSO DE ARANHA

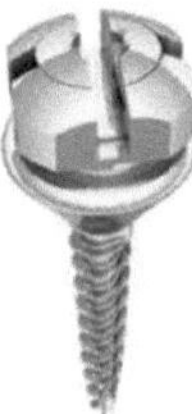

Fig. 14: Parafuso de aranha

O Spider Screw é um mini-parafuso auto-roscante disponível em três comprimentos - 7 mm, 9 mm e 11 mm - numa embalagem estéril de utilização única. A cabeça do parafuso tem uma ranhura interna de 0,021" x 0,025", uma ranhura externa com as mesmas dimensões e uma ranhura vertical redonda de 0,025". Está disponível em três alturas para se adaptar a tecidos moles de diferentes espessuras: ***regular,*** com uma cabeça mais grossa e um colar de comprimento intermédio; ***perfil baixo,*** com uma cabeça mais fina e um colar mais comprido; e perfil baixo plano, com a mesma cabeça fina e um colar mais curto.

Todos os três tipos são suficientemente pequenos para evitar a irritação dos tecidos moles, mas suficientemente largos para a carga ortodôntica. A biocompatibilidade do titânio assegura a tolerância do paciente, e a superfície lisa e auto-roscante do Spider Screw permite uma fácil remoção no final do tratamento.

Método de colocação - O local de colocação deve ter profundidade óssea suficiente para acomodar o comprimento do parafuso e, pelo menos, 2,5-3 mm de largura óssea para proteger as raízes dentárias adjacentes e as estruturas anatómicas, como o seio maxilar ou o nervo alveolar inferior. As áreas de inserção típicas incluem a tuberosidade maxilar, as áreas retromolares, as cristas edêntulas, os espaços interradiculares, o palato e os processos alveolares anteriores acima dos ápices.

Para perfurar o tecido mole e o osso cortical, é utilizada uma broca piloto de 1,5 mm, arrefecida a água, com um batente correspondente ao comprimento do parafuso de fixação. Uma peça de mão de baixa velocidade deve ser utilizada a direito para locais anteriores ou contra-angular para locais vestibulares ou posteriores.

O parafuso Spider é montado no dispositivo de recolha de um contra-ângulo de baixa velocidade para inserção a cerca de 30 rpm. Em seguida, utiliza-se uma chave de fendas manual para efetuar a rotação final até o colar do parafuso atingir a sua posição ideal. Se a localização do parafuso estiver rodeada de mucosa, pode ser efectuada uma pequena incisão vertical de 5 mm e os retalhos podem ser separados sem remover tecido ou desnudar o osso alveolar. Em áreas onde o osso é extremamente compacto, a colocação inicial pode ser facilitada utilizando uma broca de 1,8 mm para perfurar mais profundamente e alcançar o osso menos compacto.

Uma vez inserido o parafuso - especialmente em locais com baixa qualidade óssea - ele deve ser carregado imediatamente para promover a estabilidade mecânica. Como os mini-parafusos dependem da retenção mecânica e não da osseointegração para sua ancoragem, a força ortodôntica deve ser perpendicular à direção de colocação do parafuso. As forças aplicadas podem variar de 50g a 200g, dependendo da qualidade do osso e do movimento ortodôntico desejado. Se for observada alguma mobilidade imediatamente após a colocação ou durante o movimento dentário, o parafuso deve ser inserido mais profundamente no osso, ou substituído por um parafuso mais longo para envolver a placa oposta de osso cortical. Durante os primeiros sete dias, o paciente deve enxaguar com uma solução de clorexidina a 12%.

O parafuso Spider é facilmente removido com uma chave de fendas manual, sem estética local na maioria dos casos.

SISTEMA DE ANCORAGEM MINI-PARAFUSO (M.A.S)

Desenvolvido por Incorvati ,Carano e et al

Conceção de aparelhos-

Os parafusos utilizados no sistema M.A.S. são fabricados em titânio de grau médico 5, têm um perfil cónico e estão disponíveis em três diâmetros. O tipo A tem um diâmetro de 1,3 mm na altura do colo do implante e de 1,1 mm na ponta. O Tipo B tem um diâmetro de 1,5 mm no colo e 1,3 mm na ponta. O comprimento total, tanto para o Tipo A como para o Tipo B, é de 11,0 mm. O tipo C tem 1,5 mm no pescoço e 1,3 mm na ponta, com 9 mm de comprimento total. A cabeça tem a forma de duas esferas (2,0 mm a esfera inferior e 2,2 mm a superior) que estão fundidas, com um hexágono interno para a inserção da chave de parafusos. Existe uma abertura de 0,6 mm colocada perpendicularmente ao comprimento do parafuso onde pode ser fixado um fio de ligadura ou um gancho auxiliar de macaco. No ponto de junção entre os dois círculos, está presente uma ranhura para a fixação de elásticos, correntes ou molas helicoidais.

Locais cirúrgicos-

1) Espaços interradiculares, tanto vestibulares como palatinos, do canino superior e dos laterais. Espaços interradiculares, tanto vestibulares como palatinos, do primeiro molar superior e dos segundos pré-molares (de 2 a 8 mm, no máximo, da crista).

2) Espaços interradiculares, tanto para vestibular como para lingual, dos segundos e primeiros molares superiores (de 2 a 8 mm, no máximo, da crista).

Os sítios que não devem ser utilizados estão por ordem:

1) No tubérculo maxilar, especialmente com os terceiros molares não irrompidos.

2) Espaços interradiculares a 8 mm da crista óssea na zona dos molares e pré-molares:

. Independência do número ou da posição dos

dentes actuais

. Utilização óptima das forças de tração . Independência da cooperação do paciente

. Conforto do doente

. Tempo de tratamento mais curto (não é necessário preparar a ancoragem dentária)

. Inserção fácil e rápida do parafuso

. Possível aplicação também na terapia interceptiva

Vantagens em comparação com outros sistemas osseointegrados:

. Versatilidade nos locais de inserção

. Fácil inserção e remoção

. Carregamento imediato

. Aplicação em doentes em crescimento

. Baixo custo

Algumas complicações potenciais comuns a outros procedimentos de implantes são: . Lesões de algumas estruturas anatómicas como nervos, vasos, raízes dentárias.

. Perda do parafuso durante a colocação ou durante o carregamento foram perdidos durante o carregamento)

. Inflamação à volta do local do implante

. Rotura do parafuso no interior do osso durante a inserção ou remoção. Esta complicação

deveu-se provavelmente à utilização de parafusos de pequeno diâmetro.

APLICAÇÃO CLÍNICA

<u>Encerramento do Espaço-</u>

Para o fecho do espaço posterior, a localização antero-posterior do mini-implante é entre as raízes dos primeiros molares e as raízes dos segundos bicúspides. Verticalmente, o mini-implante deve estar localizado na linha mucogengival ou acima dela, dependendo da linha de ação desejada.

Para intrusão e distalização - acima da linha mucogengival

Para movimento distal - ao nível da linha mucogengival

Quanto mais alto for o parafuso no maxilar, mais perpendicular será para evitar danos no seio maxilar, sendo o ideal 30 a 40 graus.

No caso de o processo alveolar ser muito proeminente, é utilizado um acessório auxiliar (gancho de macaco), que evita o desconforto e a possível ulceração das gengivas.

Na arcada mandibular, deve ter-se o cuidado de evitar o forame mental.

Intrusão simétrica dos incisivos-
Para intruir os incisivos superiores, o parafuso é colocado entre os incisivos laterais superiores e os caninos. A colocação dos mini-parafusos deve ser efectuada após o nivelamento e alinhamento, de modo a maximizar o espaço interadicular no local de colocação.

Para evitar a inclinação dos incisivos superiores para vestibular durante a intrusão, a extremidade do fio deve ser apertada para trás.

Correção da inclinação do plano de oclusão e da linha média dentária

O mini-parafuso é usado como ancoragem para intruir os caninos extruídos e os laterais do lado da cantoneira, e para centralizar a linha média dentária. Durante os movimentos intrusivos, é muito importante centralizar os mini-parafusos entre as raízes dos dentes que precisam ser intruídos para evitar interferências entre os dentes e o parafuso.

Intrusão molar-
É muito difícil colocar os micro-parafusos com precisão entre as raízes dos primeiros e segundos molares sem interferir com as raízes dos dentes, quer durante a implantação,

quer durante os movimentos intrusivos.

Além disso, por vezes, a força de intrusão tem de ser relativamente elevada e pode ser necessário mais do que um parafuso em locais onde o espaço disponível para a colocação do parafuso é insuficiente. Pelas razões acima expostas, sugere-se limitar a utilização dos mini-parafusos aos casos de intrusão simples de molares de um ou dois dentes.

Mesialização de molares-

O MAS é colocado mesialmente ao espaço a fechar, a uma altura que facilite um vetor de força que se aproxime do centro ou da resistência do molar, podendo evitar-se a inclinação dentária. O MAS pode ser colocado após a fase inicial de nivelamento e alinhamento ter sido concluída, de modo a utilizar um fio de arco de tamanho completo que evitará a inclinação da coroa mesial do molar durante o encerramento do espaço. Os movimentos mesiais são normalmente muito lentos, especialmente na arcada inferior, pelo que não deve ser tentado um movimento mesial do molar superior a 2-3 mm.

Ancoragem intermaxilar

Correcções de Classe II realizadas com elásticos ou aparelhos de reposicionamento anterior (ex. Jasper Jumper, Bite Fixer, etc.). Existem inúmeros efeitos secundários indesejáveis deste tipo de mecânica, tais como o movimento anterior excessivo (proclinação e protrusão) dos incisivos inferiores e a abertura da mordida, para citar alguns. Para resolver os problemas acima referidos

Uma alternativa pode ser a colocação do MAS entre as raízes dos primeiros e segundos molares inferiores ou entre a raiz dos segundos pré-molares e os primeiros molares inferiores, desta forma a arcada superior pode ser retraída sem quaisquer efeitos dentários indesejados nos dentes inferiores. A colocação do MAS mesial ao molar inferior também pode impedir o movimento mesial de toda a arcada inferior, porque o MAS, quando em contacto com o molar inferior, pode não permitir que este se mova anteriormente. São necessários mais estudos para verificar os resultados clínicos.

ESTABILIDADE A LONGO PRAZO DOS IMPLANTES

Miyawaki et.al analisaram a taxa de sucesso de três tamanhos diferentes de parafusos e um

desenho de miniplaca. A sua amostra consistiu em 51 pacientes que tinham 134 implantes diferentes utilizados para conservar a ancoragem. Os implantes apresentavam-se sob a forma de parafusos

(134 em número) de 1,0, 1,5 e 2,3 mm de diâmetro, bem como 17 miniplacas.

Um ano após a colocação, tiraram as seguintes conclusões:

a) Os parafusos de implante de 1 mm de diâmetro tiveram uma elevada taxa de insucesso e não são recomendados para utilização clínica como âncoras ortodônticas.

b) Os parafusos de implantes com 1,5 e 2,3 mm de diâmetro tiveram taxas de sucesso razoáveis - 84 e 86%, respetivamente - e, por conseguinte, puderam ser utilizados na maioria dos casos.

c) As miniplacas apresentaram a melhor estabilidade (96%), mas a intervenção cirúrgica e o desconforto do doente foram maiores com estas em comparação com os mini-implantes. As miniplacas têm sido recomendadas em pacientes com ângulos elevados.

d) A higiene peri-implantar é um dos principais factores que podem afetar a estabilidade destes implantes.

IMPLANTE RETROMOLAR RÍGIDO

O primeiro molar mandibular, o primeiro molar maxilar, o segundo molar mandibular e o segundo molar maxilar foram os quatro dentes mais frequentemente em falta numa amostra de adultos. Assumindo que um pilar distal está disponível, uma prótese parcial fixa é geralmente o tratamento de escolha. No entanto, se for estabelecida uma ancoragem intra-oral adequada, o encerramento ortodôntico dos espaços posteriores é uma opção atractiva para muitos adolescentes e adultos mais velhos.

Se um ou mais molares estiverem presentes na mesial do espaço edêntulo, como na perda isolada de um segundo molar, a ortodontia de rotina é frequentemente indicada para alinhar os dentes pilares ou fechar o espaço. Um arco mandibular intacto (primeiro molar a primeiro molar) geralmente fornece ancoragem adequada para a translação mesial de um terceiro molar para fechar um espaço de segundo molar. No entanto, o encerramento de locais de extração de primeiros molares pode ser um desafio formidável.

Um paciente do sexo masculino, de 34 anos de idade, apresentava uma má oclusão de classe I mutilada associada à perda do primeiro molar permanente superior direito e do primeiro molar permanente inferior esquerdo. A ancoragem suportada por implantes foi considerada em relação às necessidades gerais de restauração do paciente. Foi planeada uma abordagem sem extração para fechar os locais de extração assimétricos dos primeiros molares. A mecânica foi concebida para minimizar a extrusão do molar durante o nivelamento e conseguir um encerramento unidirecional do espaço.

PROCEDIMENTO CIRÚRGICO

O implante de ancoragem foi um acessório Branemark padrão de 3,75 mm x 7 mm. Após anestesia local, o implante foi colocado na área retromolar cerca de 5 mm distal ao terceiro molar inferior. Num ligeiro desvio da técnica Branemark habitual, o local foi preparado até uma profundidade de cerca de 5 mm e foi rebaixado apenas 1-2 mm. Assim, a porção cervical do implante ficou cerca de 2 mm acima do osso, permitindo um melhor acesso para a posterior fixação do fio de ancoragem transmucoso.

EVOLUÇÃO DO TRATAMENTO

Após quatro meses de cicatrização, o acessório ortodôntico (TMA 0,019" x 0,025") foi fixado à base endóssea do implante, formando um laço na extremidade do fio.

Após um período de cicatrização de cerca de duas semanas, foi colocada uma dobra oclusal de 90^0 no fio de ancoragem, que entrou na cavidade oral a cerca de 4-5 mm distal e vestibular do terceiro molar e se estendeu até ao primeiro pré-molar. A arcada inferior foi nivelada com uma progressão de arcos redondos de aço inoxidável. Foi utilizada uma mecânica de fio deslizante para a translação mesial dos molares para fechar o local de extração atrófico. Uma dobra gengival de 30^0 foi colocada no arco distal ao segundo pré-molar esquerdo para manter a translação durante o fechamento do espaço.

Foram aplicadas cerca de 200 g de força nas superfícies vestibular e lingual, utilizando uma corrente elástica para o fecho da primeira metade do espaço. A segunda metade do espaço é fechada por anéis de fecho (0,019" x 0,025") distal às cúspides, com uma curva em "V" ao longo do local de extração para proporcionar momentos iguais e opostos. Para evitar a rotação para fora distal do terceiro molar inferior esquerdo, o segundo e terceiro molares inferiores esquerdos foram ligados no lado lingual.

Para evitar uma discrepância na linha média, não se tentou fechar o espaço maxilar até que a arcada mandibular intacta (fixada com um fio SS .019" x .025") estivesse disponível para ancoragem. O elástico de Classe III do lado direito foi utilizado para conseguir o fechamento unilateral (mesial) do espaço, deslizando o segundo e terceiro molares mesialmente no arco maxilar.

RESULTADOS DO TRATAMENTO

O tempo total de tratamento ativo (nivelamento, encerramento do espaço e acabamento) foi de 30 meses; o encerramento do espaço unilateral (mesial) demorou cerca de 24 meses. O espaço mandibular de cerca de 8 mm necessitou de 24 meses para ser fechado, enquanto o espaço maxilar de 4 mm foi fechado em apenas seis meses.

As radiografias panorâmica, cefalométrica e periapical documentam que os segundos e terceiros molares inferiores foram deslocados mesialmente cerca de 8 mm. As raízes do segundo molar foram deslocadas mesialmente cerca de 20^0 para atingir a inclinação axial ideal. Embora o espaço do primeiro molar inferior tenha sido completamente fechado durante o tratamento ativo, o local da extração reabriu cerca de 0,51 mm após dois meses de retenção. O espaço foi fechado adicionando resina restauradora à distal do segundo pré-molar e à mesial do segundo molar.

C-IMPLANTE ORTODÔNTICO

No entanto, uma vez que o principal meio de retenção da maioria dos microimplantes é um bloqueio mecânico no interior do osso, e estes requerem um ajuste apertado para serem eficazes, a sua estabilidade depende quase inteiramente da qualidade e quantidade de osso cortical e trabecular disponível. Para além disso, as cabeças de muitos modelos de mini-implantes ortodônticos tendem a causar irritação gengival.

Para ultrapassar esta limitação e permitir a fixação esquelética osseointegrada precoce, foi desenvolvido um novo sistema de ancoragem esquelética denominado implante em C.

CONCEPÇÃO DE IMPLANTES

O implante C é um dispositivo de titânio único que proporciona uma ancoragem ortodôntica absoluta, principalmente a partir da osteointegração (Fig. 1). Cada implante é embalado num frasco assético e numa embalagem blister (Fig. 2). Tem dois componentes:

1. Um parafuso com 1,8 mm de diâmetro e 8,5 mm, 9,5 mm ou 10,5 mm de

comprimento. Toda a superfície, com exceção dos 2 mm superiores, é jacteada com jato de areia, de grandes dimensões.

e gravadas com ácido para uma osteointegração óptima.

2. uma cabeça que mede 2,5 mm de diâmetro e 5,35 mm, 6,35 mm ou 7,35 mm de altura. Contém um orifício de 0,8 mm de diâmetro localizado a 1 mm, 2 mm ou 3 mm do topo do parafuso.

O implante C completo tem praticamente o mesmo tamanho que um mini-implante convencional. O sistema de dois componentes evita a fratura da área do colo durante a implantação e remoção, e o longo espaço entre a cabeça e o corpo do parafuso evita a irritação gengival durante a retração ortodôntica.

PROCEDIMENTO CIRÚRGICO

A implantação é efectuada sob anestesia local. Utilizando uma peça de mão de baixa velocidade, sob irrigação abundante com uma solução salina isotónica, a uma velocidade de 1.000 a 1.500 rpm e uma pressão de 10-15 Ncm, é efectuada uma perfuração de 1,3 mm ou 1,5 mm de diâmetro através do osso cortical. Aparafusar o corpo do implante no sentido dos ponteiros do relógio no local preparado, sob irrigação constante com água esterilizada ou solução salina. Fixar a cabeça ao corpo do parafuso utilizando o instrumento fornecido, imediatamente após a inserção ou seis a oito semanas mais tarde. A carga imediata é possível em áreas de osso denso onde a estabilidade está assegurada. No entanto, em qualquer caso, a estabilidade do implante em C deve ser confirmada quatro semanas após a colocação.

Para remover o implante em C, depois de desmontar a cabeça do parafuso, rodar o parafuso para fora no sentido contrário ao dos ponteiros do relógio com a chave de fendas. Se o implante for demasiado difícil de remover com a chave de fendas, pode ser utilizado um alicate ortodôntico de arame pesado. O tecido mole cicatriza em poucos dias.

CONCLUSÃO

O implante C pode produzir uma ancoragem esquelética numa vasta gama de aplicações clínicas, mesmo em pacientes com doenças sistémicas.

FUTURO DOS IMPLANTES

O desenho ideal do implante seria um que fosse simples de colocar e remover, causando o mínimo de desconforto ao paciente. Ao mesmo tempo, deveriam ser óptimos para resistir às forças ortodônticas convencionais. Estar-se-ia a olhar para desenhos mais recentes, que poderiam ser colocados pelo próprio ortodontista. Além disso, como os implantes não precisam de durar muito tempo, os implantes biodegradáveis podem ser uma opção lucrativa. Os parafusos biodegradáveis feitos de L-polilactida foram introduzidos por Glatzmaier et al e estão atualmente a ser submetidos a ensaios clínicos. O sistema, designado por BIOS (Bioresorbabale implant for Orthodontic systems), consiste num polilactido reabsorvível com um pilar metálico.

RESUMO E CONCLUSÃO

A terapia ortodôntica beneficiou muito com os recentes avanços noutras áreas da medicina dentária, especialmente com o desenvolvimento de um implante endósseo bem sucedido. O controlo da ancoragem dentária tem sido frequentemente o componente mais difícil e crítico da terapia ortodôntica. O maior significado da ancoragem osseointegrada reside no facto de os implantes permanecerem rígidos em relação ao osso adjacente. Isto permite ao clínico um controlo ótimo do alinhamento dentário nas três dimensões. Numerosos autores relataram vários graus de sucesso utilizando uma vasta gama de implantes endósseos para ancoragem ortodôntica e ortopédica.

O sucesso da utilização de implantes como âncoras alargou os horizontes do ortodontista, que devem ser explorados da melhor forma possível para o tratamento de casos. Isto pode ajudar a proporcionar ao paciente adulto esteticamente consciente cuidados ortodônticos, que antes eram comprometidos ou totalmente negados devido à falta de dentes posteriores, que servem como âncoras durante o tratamento ortodôntico. Os futuros avanços na aplicação do micro implante em ortodontia podem provocar alterações nas tendências actuais da cirurgia ortognática e da ortopedia dentofacial, permitindo uma melhoria nos cuidados prestados aos doentes.

A aplicação clínica de microimplantes em procedimentos de tratamento ortodôntico de rotina tende a aumentar no futuro, devido à sua versatilidade, facilidade de colocação e conforto. No entanto, são necessários ensaios clínicos a longo prazo, baseados em dados recolhidos com exatidão, para a normalização da utilização destes dispositivos de ancoragem temporária, de modo a estabelecer diretrizes para a sua utilização pelos ortodontistas na prática diária.

BIBLIOGRAFIA

1. Creekmore TD, Eklund MK. A possibilidade de ancoragem esquelética. J Clin Orthod. 1983; 17: 266-269.

2. Roberts WE, Helm FR, Marshall KJ, Gongloff RK. Implantes endósseos rígidos para ancoragem ortodôntica e ortopédica. Angle Orthod 1989; 59: 247-255.

3. Roberts WE, Markshall KJ, Mozsary PG. Implantes endósseos rígidos utilizados como ancoragem para protrair molares. Angle Orthod 1990; 60: 135-152.

4. Higuchi WR, Slack MJ. O uso de acessórios de titânio para ancoragem intra-oral para facilitar o movimento dentário ortodôntico. Int J Oral Maxillofac Implants 1991; 6: 338-344.

5. Albrektsson T, Zarb AG. Interpretações actuais da resposta osseointegrada. Int J Prosthodont 1993; 6: 95-105.

6. Odman J, Lerholm U, Jemt T, Thilander B. Implantes osseointegrados como ancoragem ortodôntica no tratamento de pacientes adultos parcialmente endentados. Eur J Orthod 1994; 16: 187-201.

7. Roberts EW, Nelson LC, Goodacre JC. Ancoragem rígida de implantes para fechar um local de extração de um primeiro molar inferior. J Clin Orthod 1994; 28(12): 693-704.

8. Glatzmaier J, Wehrein H, Diedrich P. Implantes biodegradáveis para ancoragem ortodôntica. Eur J Orthod 1996; 18: 465-469.

9. Konomi R. Mini-implante para ancoragem ortodôntica. J Clin Orthod 1997; 31(11):763-767.

10. Melsen B, Peterson JK, Costa A. Ligaduras Zygoma: uma forma alternativa de ancoragem maxilar. J Clin Orthod 1998; 32(3):154-158.

11. Costa A. Raffini M, Melsen B. Microscrews as orthodontic anchorage. Int J Adult Orthod 1998; 13:201-209.

12. Umemori M, Sugawara J, Mitani H, Nagasaka H, Kuwamura H. Sistema de ancoragem esquelética para correção de mordida aberta. Am J Orthod Dentofac Orthop 1999; 115: 166-74.

13. Wherbein H, Feifal H, Diedrich P. Reforço da ancoragem de implantes palatinos em dentes posteriores. Am J Orthod Dentofac Orthop 1999; 116: 678-86.

14. Wehrbein H, Marz Br, Dieadrich P. Suporte ósseo palatino para ancoragem de implantes ortodônticos. Eur J Orthod 1999; 21: 65-70.

15. Celenza F, Hochman MN. Ancoragem absoluta em ortodontia: Modalidades diretas e indirectas assistidas por implantes. J Clin Orthod 2000; 34(7) 397-402

16. Daimaruya T, Nagasaka H, Umemori M, Sugawara J, Mitani H. A influência da intrusão de molares no feixe neurovascular alveolar inferior e na raiz usando o sistema de ancoragem esquelética em cães. Angle Orthod 2001;71(1):60-70.

17. M Vasquez, Calao E, Becerra F, Ossa J, Enriquez C, Fresneda E. Diferenças de tensão inicial entre as mecânicas de deslizamento e de secção com um implante endósseo como ancoragem: Uma análise de elementos finitos tridimensional. Angle Orthod 2001;71:247-256

18. Park S, Bae SM, Kyung HM, Sung JH. Ancoragem de microimplantes para o tratamento da protrusão bialveolar de classe I esquelética. J Clin Orthod 2001; 35(7): 417-422.

19. LeeSh , Park Sh, Kyung Mh. Ancoragem de microimplante para lingual tratamento de uma má oclusão esquelética de Classe II. J Clin Orthod 2001; 35(10):643-647.

20. Ismail Sf, Johal AS. Secção de produtos e práticas actuais; papel do implante na ortodontia. J Orthod 2002; 29:239-245.

21. Park HC, Woo YJ, Kim J, Park JU. Uso de mini-parafusos para fixação intermaxilar de pacientes cirúrgicos ortodônticos linguais. J Clin Orthod 2002;

36(3): 132-136.

22. Bae SM, Park HS, Kyung MH, Kwan WO, Sung JH. Aplicação clínica da ancoragem de microimplantes. J Clin Orthod 2002; 36(5): 298-302.

23. Chung RK, Kim SY, Linton L, Lee JY. A miniplaca com tubo para ancoragem esquelética. J Clin Orthod 2002; 36(7):407-412.

24. Park HS, Kyung HM e Sung HJ. Um método simples de uprigthing de molares com ancoragem de micro-implantes. J Clin Orthod 2002; 36(10):592-596.

25. Schlegel KA, Kinner F, Schlegel KD. A base anatómica para implantes palatinos em ortodontia. Int J Adult Orthod 2002; 17:133-139.

26. Sugawara J, Baik UB. Umemori M et al. Tratamento e alterações dentoalveolares pós-tratamento após intrusão de molares inferiores com aplicação de um sistema de ancoragem esquelética para correção de mordida aberta. Int J Adult Orthod 2002; 17(4): 243-252.

27. Trisi P. Rebaudi A. Adaptação óssea progressiva de implantes de titânio durante e após carga ortodôntica em humanos. Int J Perio Rest Dent 2002;22:31-43.

28. Schlegel KA, Schweizer C, Janson JR, Wolfgang J. Um novo conceito de ancoragem para o tratamento ortodôntico na mandíbula. World J Orthod 2002; 3:353-357.

29. Favero L, Brollo P, Bressan E. Ancoragem ortodôntica com fixador específico;

análise de estudo relativo. Am J Orthod Dentofac Orthop 2002; 122(1): 84-93.

30. Degidi M, Piattelli A. Carga imediata funcional e não funcional de implantes dentários. J Periodont 2003; 74: 225-241.

31. Deguchi T, Yamamoto TT, Kanomi R, Hartsfield JK, Roberts WE, Garetto LP. O uso de pequenos parafusos de titânio para ancoragem ortodôntica. J Dent Res 2003; 82(5): 377-381.

32. Manio BG, Bednar J, Pagin P, Mura P. O parafuso de aranha para ancoragem esquelética. J Clin Orthod 2003; 37(2): 92-97.

33. Park HS, Bae SM, Kyung HM, Sung JH. Desenvolvimento de um micro-implante ortodôntico para ancoragem intra-oral. J Clin Orthod 2003; 37(6): 321-329.

34. Gapski R, Wang HL, Mascarenhas P, Lang NP. Revisão crítica da carga imediata de implantes. Clin Oral Impl 2003; 14: 515-527.

35. Park YC, Lee SY, Kim DH, Jee SH. Intrusão de dentes posteriores com implantes mini-implantes. Am J Orthod Dentofac Orthop 2003; 123: 690-694.

36. Gedrange T, Kobel C, Bourauel C, Harzer W. Análise tridimensional de implantes palatinos endósseos e ossos após aplicação de força vertical, horizontal e diagonal. Eur J Orthod 2003;25:109-115.

37. Miyawaki S, Koyama I, Inoue M, Mishima K, Sugahara T, Yamamoto TT.

Factores associados à estabilidade dos parafusos de titânio colocados na região posterior para ancoragem ortodôntica. Am J Orthod Dentofac Orthop 2003;124:373-8

38. Erverdi N, Keles A, Nanda R. A ancoragem esquelética no tratamento da mordida aberta; uma avaliação cefalométrica. Angle Orthod 2004; 74(3) :381-389.

39. Kuroda S, Katayama A, Yamahato TT. Caso de mordida aberta anterior grave tratado com ancoragem de parafuso de titânio. Angle Orthod 2004; 74(4): 558567.

40. Park HS, Kwon TG. Mecânica de deslizamento com ancoragem de implante de parafuso microscópico. Angle Orthod 2004; 74(5): 703-710.

41. Sugawara J, Daimaruya T, Umemori M, Nagaski H, Takahashi I, Knowmura H Mitani HA. Movimento distal de molares inferiores em pacientes adultos com o sistema de ancoragem esquelética. Am J Orthod Dentofac Orthop 2004; 125(2):130-138.

42. Aldikactu M, Acikgoz G, Truk T, Trisi P. Avaliação a longo prazo de implantes jacteados com areia e condicionados com ácido utilizados como âncoras ortodônticas em cães. Am J Orthod Dentofacial Orthop 2004;125:139-47

43. Liou EJW, Lin JC. Os implantes ortodônticos permanecem fixos? Am J Orthod Dentofac Orthop 2004; 126(1): 42-47

44. Giancott A, Arcuri C e Barlattani A. Um tratamento de segundos molares inferiores ectópicos com mini-parafuso de titânio. Am J Orthod Dentofac Orthop 2004; 126(1):113-117.

45. Engelke W et al. Avaliação in vitro do micromovimento horizontal de implantes em amostras de osso com endoscopia de contacto. Implant Dent 2004; 13(1):88-92.

46. Park SH, Kwon WO, Sung HJ. Verticalização de segundos molares com ancoragem de microimplantes. J Clin Orthod 2004; 38(2):100-103.

47. Chung RK, Kim HS, Kook AY. O microimplante c-ortodôntico. J Clin Orthod 2004; 38(9): 478-486.

48. Carano A, Velo S, Leone P, Sicilliani G. Aplicações clínicas do sistema de ancoragem mini-parafuso. J Clin Orthod 2005; 39(1): 9-24

49. Mah J, Bergstrand F. Dispositivos de ancoragem temporária: Um relatório da situação. J Clin Orthod 2005; 39(3):132-136

50. Morea C, Domiguez GC, Valle DA, Tortamano A. Guia cirúrgico para o posicionamento ótimo de Mini Implantes. J Clin Orthod 2005; 39 (5): 317-321

51. Melson B. Mini-implantes: Onde é que estamos? J Clin Orthod 2005; 39(9): 539547

52. Huang LH, Shotwell JL, Wang HL. Implantes dentários para ancoragem ortodôntica. Am J Orthod Dentofacial Orthop 2005;127:713-22

53. Cousely R. Aspectos críticos da utilização de implantes palatinos ortodônticos. Am J Orthod Dentofacial Orthop 2005;127:723-9

54. Gedrange T, Hietschold V, Mai R, Wolf P, Nicklisch M, Harzer W. Uma avaliação da análise de frequência de ressonância para a determinação da estabilidade primária de implantes palatinos ortodônticos. Um estudo em cadáveres humanos. Clin. Oral Impl. Res. 2005;16: 425-431

55. Motoyoshi M, Yano S, Tsuruoka T, Shimizu N. Efeito biomecânico do pilar na estabilidade do mini-implante ortodôntico. Uma análise de elementos finitos.Clin. Oral Impl. Res. 2005; 16: 480-485

56. Gallas MM, Abelina MT, Fernandez JR, Burguera M. Simulação numérica tridimensional de implantes dentários como ancoragem ortodôntica. Eur J Orthod 2005: 27(1) 12-16

57. Chen F, Terada K, Hanada K. Efeito de ancoragem de implantes osseointegrados palatinos de várias formas: Um estudo de elementos finitos. Angle Orthod 2005;75:378-385

58. Chen F, Terada K, Hanada K, Saito I. Efeitos de ancoragem de um implante osseointegrado palatino com diferentes fixações: Um estudo de elementos finitos. Angle Orthod 2005; 75:593-601.

59. Crismani AG, Bernhart T, Bantleon HP, Cope JB. Implantes palatais: O sistema Straumann Orthosystem. Semin Orthod 2005;11:16-23

60. Cope JB, Herman R. Implantes Miniscrew: Implantes Mini Ortho IMTEC.

Semin Orthod 2005;11:32-39

61. Melsen B, Vema C. Implantes de mini-implantes: O sistema de ancoragem de Aarhus. Semin Orthod 2005;11:24-31

62. Maino BG, Mura P, Bednar J. Implantes Miniscrew: O sistema de ancoragem Spider Screw. Semin Orthod 2005;11:40-46

63. Park HS, Jeong SH, Kwon OH. Factores que afectam o sucesso clínico do parafuso
implantes utilizados como ancoragem ortodôntica. Am J Orthod Dentofacial Orthop 2006;130:18-25

64. Poggio MP, Incorvati C, Velo S, Carano A. "Zonas seguras" : Um guia para o posicionamento de mini-implantes na arcada maxilar e mandibular. Angle Orthod 2006; 76:191-197

65. Feldman I, Bondemark L. Orthodontic Anchorage: Uma Revisão Sistemática. Angle Orthod 2006;76:493-501.

66. Chen F, Terada K, Hanada K, Saito I. Efeito de ancoragem de próteses osseointegradas vs
Implantes palatinos não osteointegrados. Angle Orthod 2006; 76(4): 660- 665

67. Ohashi E, Pecho OE, Moron M, Lagravere MO. Protocolos de carregamento de implantes vs. parafusos em Ortodontia: Uma Revisão Sistemática. Angle Orthod 2006;76:721-727

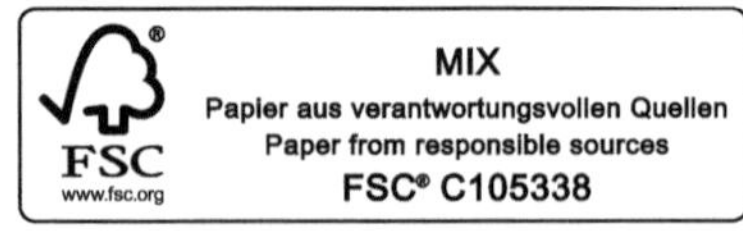

Printed by Books on Demand GmbH, Norderstedt / Germany